AF288534

Letzter Ausweg

Karin Minuth
Letzter Ausweg

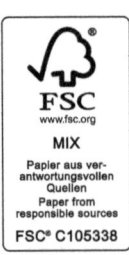

FSC
www.fsc.org
MIX
Papier aus ver-
antwortungsvollen
Quellen
Paper from
responsible sources
FSC® C105338

Impressum
© Karin Minuth 2025
Letzter Ausweg, Begleitung einer Sterbefastenden
Ein informativer, einfühlsamer und spannender Erlebnisbericht.

Umschlaggestaltung: Maria Eggebrecht
Lektorat/Korrektorat: Dr. Johannes Minuth
Layout: Leif Nilsson

Verlag: BoD · Books on Demand GmbH,
Überseering 33, 22297 Hamburg, bod@bod.de
Druck: Libri Plureos GmbH,
Friedensallee 273, 22763 Hamburg

1. Auflage April 2025

ISBN: 978-3-8192-0790-7

Verfasserin: Karin Minuth,
Sonnenwiese 6, 79194 Gundelfingen-Wildtal
E-Mail: kaminuth@gmail.com

Richte dein Streben dahin,
dass der Name des Todes
seinen Schrecken für dich verliert.
Mach ihn dir
durch häufiges Nachdenken vertraut,
damit du, wenn es die Umstände erfordern,
ihm sogar entgegengehen kannst.

Seneca

Inhalt

Vorwort

Tod, Sterben, freiwilliger Abschied aus dem Leben und Sterbehilfe sind in der privaten wie öffentlichen Diskussion nach wie vor hoch belastete Themen. Daher ist der detaillierte Erfahrungsbericht von Karin Minuth über das freiwillige Sterbefasten der 90-jährigen Irmtraud, die 16 Jahre lang unter Parkinson litt, wichtig. Wir werden nicht nur Zeuge, wie befreiend, ja nahezu beglückend es für einen Menschen sein kann, sich in einem letzten Akt freier Selbstbestimmung zu entschließen, den Prozess eines leidvollen Dahinsiechens abzukürzen und aus freiem Entschluss und dem Gefühl heraus, genug gelebt zu haben, aus dem Leben zu scheiden. Wir lernen auch die Hindernisse, Widerstände und praktischen Schwierigkeiten kennen, die mit der Umsetzung eines solchen Entschlusses verbunden sind.

Schließlich können wir miterleben, welch tiefe, prägende und bereichernde Erfahrung damit verbunden ist, diesen letzten Lebensabschnitt unterstützend zu begleiten, aber auch, welch psychische und körperliche Anstrengung ein solcher Einsatz erfordert.

In der praktischen Philosophie und Weisheitslehre der Antike in Orient und Okzident wurde Tod und Sterben als ein natürlicher und notwendiger Teil des Lebens angesehen, den wir nicht nur annehmen, sondern mit dem wir uns schon während des Lebens eng vertraut machen sollten. „Übe Dich im Sterben", sagte Epikur. Nur wer das Gesetz der Vergänglichkeit verinnerlicht und die Gewissheit seines eigenen Todes akzeptiert hat, vermag das Hier und Jetzt in seiner Einmaligkeit angstfrei und aus vollem Herzen zu genießen und sich an seiner Schönheit zu erfreuen. Man müsse sich daher mit dem Tod befreunden, sagten die Stoiker. „Dass ich Dich liebe, mein Leben, verdanke ich dem Tod", schrieb Seneca. Die ganze Philosophie, meinte Platon schließlich, sei nichts anderes als sterben lernen.

Für diese Freiheit von Vorurteilen, von Ausgrenzung und negativer Beurteilung von Sterben und Tod haben zwei der bedeutendsten Denker der Antike beredtes Zeugnis abgelegt. Kurz bevor Sokrates den Schierlingsbecher trank, der ihn vom Leben in den Tod brachte, schaute er in die traurigen Gesichter der anwesenden Schüler und Freunde. Er hielt ihnen vor, dass sie scheinbar vergessen hätten, was er ihnen stets gelehrt habe: Dass man nicht vorgeben solle, etwas zu wissen, wenn man es nicht weiß. „Denn den Tod fürchten ... was ist das anderes als sich dünken weise zu sein, ohne es doch zu sein? Es heißt nämlich soviel wie sich einbilden zu wissen, was man nicht weiß. Denn es weiß niemand vom Tode."

Auch Buddha sah sich kurz vor seinem Tod veranlasst, seinen Lieblingsschüler mit folgenden Worten zu trösten: „Genug, Ânanda, nicht mögest du trauern und nicht klagen! Habe ich nicht schon vorher verkündet, dass alles Liebe und was Freude bereitet sich wandelt, sich von uns trennt und anders wird?"

Wer gut leben will, sagten die Denker der Antike, muss lernen, gut zu sterben. Dazu gehört nicht nur, sich innerlich darauf vorzubereiten, dass der Tag des Abschieds kommen wird, sondern auch, diesen Abschied möglichst leidfrei zu erleben und selbst so zu gestalten, wie man es für gut und richtig hält. Dem Bundesverfassungsgericht ist zu danken, dies in einer viel beachteten Grundsatzentscheidung klargestellt zu haben: „Das allgemeine Persönlichkeitsrecht umfasst als Ausdruck persönlicher Autonomie ein Recht auf selbstbestimmtes Sterben."

Es war schon immer mein tiefer Wunsch, wenn mich nicht zuvor ein plötzlicher Tod vom Schreibtisch reißt, als krönenden Abschluss eines selbstbestimmten Lebens diesem selbst ein Ende zu setzen, und zwar dann, wenn ich spüre, dass sich mein Körper nach der verdienten Ruhe sehnt und ich das Gefühl habe, mein Leben erfüllt zu haben. Dann möchte ich gerne mit den Worten des Philosophenkaisers Mark Aurels „heiteren Gemüts zur Ruhe gehen, wie wenn die Olive, die reif vom Baume fällt, die Mutter Erde priese und dem Baume Dank weiß, der sie getragen hat."

Dr. Albert Kitzler
Philosoph, Autor, Rechtsanwalt und Filmproduzent

Einführung

Liebe Leserin, lieber Leser!

Bevor ich dir Irmtraud und ihre Reise in den Tod vorstelle, möchte ich um Verständnis bitten, dass ich dich duze. Mir fällt dadurch das Schreiben bei einem so intimen Thema einfach leichter. Und ich möchte dir mitteilen, was mich bewogen hat, dieses Buch zu verfassen:

Meine eigene Mutter starb vor 17 Jahren. Damals habe ich miterlebt, wie unsere Mediziner alles daran setzten, einen todkranken Menschen am Leben zu erhalten. Meine Mutter hatte Bauchspeicheldrüsenkrebs, wurde 5 Stunden operiert, wenige Tage später ein weiterer operativer Eingriff. Danach war sie völlig verwirrt, hing an piependen Maschinen und ihre Handgelenke waren fixiert. So konnte sie die gelegten Schläuche nicht entfernen. Mit angstgeweiteten Augen versuchte sie unaufhörlich, an ihr Gesicht zu gelangen. Das war durch das Angebundensein natürlich unmöglich. – Ich war erschüttert! Was ich da sah, war für mich die Hölle auf Erden.

Glücklicherweise hat meine Mutter zwei Jahre vor ihrem Tod eine Patientenverfügung verfasst. Dadurch war es mir möglich, sie aus dem Krankenhaus nach Hause zu holen. Der Stationsarzt wollte noch einen Port für die künstliche Ernährung legen. Das wurde von mir abgelehnt. Und dann kam dieser Satz: „Sie wollen ihre Mutter verhungern lassen!" Wäre ich nicht in einer völligen Klarheit gewesen, hätte mich diese Aussage sicher einknicken lassen. So aber konnte ich ganz ruhig antworten: „Nein, ich werde meiner Mutter noch all das geben, was sie haben möchte." Leider hatte ich damals noch nicht das heutige Wissen und so versuchte ich, meine Mutter zum Essen und Trinken zu überreden. Bis sie sich so schrecklich verschluckte, dass ich Angst hatte, sie erstickt.

Von dem Augenblick an habe ich ihr zwar immer wieder etwas Nahrung angeboten, aber akzeptiert, dass sie nichts mehr zu sich nehmen wollte. Den Begriff „Sterbefasten" kannte ich zu diesem Zeitpunkt noch nicht. Aber letztendlich war es genau das, was meine Mutter am Ende praktiziert hat. Und wenn du dich in der Natur umschaust, stellst du fest, dass das ein ganz natürlicher Prozess ist. Falls du dich schon einmal von einem Haustier verabschieden musstest, hast du sicher erleben können, dass es sich zurückzieht, keine Nahrung mehr zu sich nimmt, nur noch liegt und in aller Ruhe stirbt.

Der Tod meiner Mutter liegt einige Jahre zurück. In der Zwischenzeit hat sich noch einmal einiges verändert: auf der einen Seite werden mehr Menschen pflegebedürftig, während es auf der anderen Seite immer stärker an Pflegepersonal und Pflegeheimen mangelt. Und dieser Zustand wird sich noch enorm verschärfen, wenn wir „Babyboomer", zu denen auch ich zähle, alt werden. Gleichzeitig haben wir zu ausreichender Ernährung und Nahrungsergänzungsmitteln eine Hochleistungsmedizin. Das alles lässt uns immer älter werden. So hat sich die Zahl der 100-jährigen in den letzten zehn Jahren mehr als verdoppelt! Aber noch etwas anderes hat sich erfreulicherweise verändert:

Wir haben mittlerweile eine wunderbare Palliativmedizin, die das Leben bejaht, das Sterben als normalen Prozess akzeptiert und am Lebensende die Patienten und deren Angehörige betreut. Palliativmedizin ist interdisziplinär und multiprofessionell. Die verschiedenen Berufsgruppen und Fachrichtungen arbeiten bei der Versorgung der Patienten als Team miteinander. Ich durfte genau das bei der Begleitung von Irmtraud erleben. Davor hatte ich keine Ahnung, wie hervorragend die Betreuung Sterbender heutzutage ist! Von all diesen Erfahrungen möchte ich dir berichten. Und ich möchte dir Mut machen, dir über dein eigenes Ende Gedanken zu machen. Oder selber Menschen zu begleiten, auch wenn so etwas noch nicht in deinem Erfahrungsschatz liegt!

Auch für mich und „Team Irmtraud", dass ich dir noch vorstellen werde, war es das erste Mal. Gemeinsam haben wir viel Wissen zusammengetragen, dass ich mit dir teilen möchte, wobei ich auf keinen Fall „Reklame" für das Sterbefasten mache. Was ich mir wünsche, ist, dass du gut für dich sorgst, dir sehr genau überlegst, was für dich wichtig ist, und die Notwendigkeit erkennst, deine Wünsche in einer Patientenverfügung festzulegen. Denn die meisten Menschen wünschen sich, zu Hause zu sterben, in ihrem gewohnten Umfeld, bestenfalls in Begleitung von Freunden oder ihrer Familie.

In der Realität aber sterben die meisten Menschen im Krankenhaus. Wie können wir das ändern? Ich glaube, das ist nur möglich, wenn wir in die Eigenverantwortung gehen. Wenn wir bereit sind, uns Gedanken über den Tod zu machen.

Irmtraud, von der dieses Buch handelt, hat das gemacht. Ich durfte diesen Prozess hautnah begleiten. Es war eine wundervolle, gleichzeitig gravierende Erfahrung, die ich hier beschreibe. Vielleicht kann ich dir damit die Angst vor dem Sterben nehmen. Mit Sicherheit aber wirst du in diesem Buch das würdevolle Ende einer mutigen Frau miterleben, die bereit war, bewusst zu sterben, die auf Essen und größtenteils auch auf Trinken verzichtet hat.

Und ich freue mich, dass du dieses Buch gerade in den Händen hältst. Damit gehörst du zu den Menschen, die bereit sind, schon jetzt auf das Ende ihres irdischen Daseins zu schauen.

Denn es gibt ein universelles Gesetz, dem wir alle unterliegen. Egal, in welchem Land wir leben, welcher Religion wir angehören, ob wir arm oder reich sind. Jeder, der auf dieser Welt geboren wird, wird sie eines Tages auch wieder verlassen. Jedes Leben ist endlich.

Bevor ich dir jetzt Irmtraud vorstelle, ist es mir wichtig, zu betonen, dass du keinen medizinischen Ratgeber vor dir hast. Ich beschreibe, wie wir Irmtraud begleitet haben, was wir ihr für Alternativmedizin angeboten haben, von Aromatherapie über Homöopathie bis hin zu Spagyrik. Und du spürst bitte gut in dich hinein, was bei dir in Resonanz geht!

Alle Identitäten in diesem Buch entsprechen der Realität. Lediglich der Protagonistin habe ich zum Schutz, auf Wunsch der Familie, mit „Frau Schneider" einen anderen Nachnamen gegeben.

Irmtraud

Sie ist mit ihren 90 Jahren immer noch eine schöne Frau. Zierliche Figur, klein, glatte, ungefärbte, kinnlange Haare. Immer gut gekleidet, meist sportlich, manchmal auch mit einem Kleid. Vom Kopf her total klar, mit einem erstaunlich guten Gedächtnis. Politisch und kulturell interessiert, weltoffen und unkonventionell. Unglaublich diszipliniert und in einer bewundernswerten Selbstfürsorge. Eine Genießerin, die genau weiß, was sie will. Die aber auch genau weiß, was sie nicht will: ein komplett abhängiger Pflegefall zu werden. Und darauf steuert gerade alles hin. Denn neben gut aushaltbaren Einschränkungen wie Arthrose, Wasserablagerungen in der Schulter und immer wieder auftretenden Augenentzündungen leidet sie seit 16 Jahren an Morbus Parkinson. Diese heftige Krankheit, die mit Medikamenten zwar über lange Zeit gut beherrschbar ist, aber immer in Bewegungsstörungen, Zittern, Muskelsteifheit und letztlich in den Tod führt.

Irmtraud, geboren am 6.6.1933, gehört zu den Frauen, die auf ein reiches Leben zurückblicken können: in der ehemaligen DDR in Chemnitz wird sie in eine liebevolle Familie hinein geboren. Sie ist das Nesthäkchen, mit zwei älteren Geschwistern. Während des Krieges kommt sie auf einem Bauernhof unter, muss also nie an Hunger leiden. Sie ist eine gute Schülerin, die nach dem Abitur studiert. Sie besucht gerade ihren Freund und späteren Ehemann in West-Berlin, als die Mauer hochgezogen wird. Sie, eine junge Textilingenieurin, bleibt im Westen, heiratet und bekommt innerhalb von einem Jahr zwei Kinder. Tanja und Jörg. Sie ist fortan, wie damals üblich, Hausfrau und Mutter. Später ist sie nebenberuflich tätig. Als ich sie kennenlerne, ist sie Vertreterin von Tupperware. Das liegt 39 Jahre zurück! Wir sind als junge Familie neu nach Wildtal, einem wunderschönen Vorort von Freiburg gezogen, als Irmtraud, die für mich bis vor vier Jahren noch Frau Schneider war, vor meiner Haustüre stand und sich als Nachbarin vom Haus gegenüber vorstellte. Sie hatte einen ausgeprägten sächsischen Akzent und wollte mich dazu gewinnen, eine Tupperware-Party zu veranstalten. Ich würde als Gastgeberin auch ein Geschenk erhalten.

Ich bin auf den Vorschlag nicht eingegangen und wir hatten über die nächsten Jahrzehnte von meiner Seite aus ein freundlich – distanziertes Verhältnis, ohne uns jemals gegenseitig einzuladen. Denn wenn wir uns trafen, beklagte sie sich oft über ihre Tochter, die in ihren Augen sehr viel falsch machte. Das war mir sehr unangenehm. Tanja war nur sechs Jahre jünger als ich und sie tat mir irgendwie leid.

Oder Frau Schneider berichtete von ihrem unvernünftigen Sohn, der Drachenflieger war und eine Bruchlandung in einem Baum hingelegt hatte. Wie kann man so etwas nur schaffen!

Irmtraud ist also eine Frau, die klare Vorstellungen hat was richtig ist, und die erwartet, dass das Gegenüber sich entsprechend verhält. Ist das nicht der Fall, ist sie enttäuscht und reagiert wütend oder wohl auch mit Liebesentzug. Ein Verhalten, dass ich von meiner eigenen Mutter auch kannte ...

Zwölf Jahre lang ist Irmtraud meine direkte Nachbarin. Ihr Mann, an den ich mich stets rauchend erinnere, arbeitet in Wiesbaden und kommt nur am Wochenende nach Hause. Dann wird gewandert oder im Winter Ski gefahren. Unter der Woche ist Irmtraud alleine, besucht Sprach- und Volkshochschulkurse sowie Museen und ist in einer Tanzgruppe. Dann steht in Wildtal, nur zwei Häuser von ihrer jetzigen Mietwohnung entfernt und direkt um die Ecke, ein Dreifamilienhaus frei. Das kaufen Schneiders und ziehen im Januar 1997 dort ein. Tanja und ihr Mann Michael mit Sohn Daniel ins Erdgeschoss, Irmtraud und ihr Mann in eine lichtdurchflutete Wohnung mit umlaufendem Balkon ins erste Obergeschoss. Unter dem Dach richten sich Michael und Tanja mit ihrem Büro ein.

Ein neuer Lebensabschnitt beginnt, zumal Herr Schneider jetzt in Rente ist. Da trifft die Familie ein schwerer Schicksalsschlag: nur acht Monate nach dem Einzug ins neue Haus, im August 1997, stirbt Irmtrauds Mann. Sie ist untröstlich und verzweifelt und hadert mit ihrem Schicksal. In dieser Situation kümmert sich Tochter Tanja mit ihrem Mann intensiv um die Mutter. Beide helfen, wo immer sie nur können.

Nach der Trauerzeit nimmt Irmtraud ihr Leben wieder in die Hand: sie bereist unsagbar viele Länder, auch Indien und Nepal, ist in Gruppen oder mit einer Begleiterin unterwegs. Sie fährt wieder Ski, ist Alpinistin und durch und durch ein Bewegungsmensch. Dabei außerordentlich diszipliniert. Nie legt sie sich zu einem Mittagsschlaf in ihr Bett, ausgeruht wird nur im Sessel. Zudem steht jeden Tag Morgengymnastik auf dem Programm. Außer bei eisigem Wetter immer an der frischen Luft, auf ihrem Balkon.

Als sie mit über 70 Jahren die Diagnose „Parkinson" erhält, setzt sie das Reisen mit großer Intensität fort, bleibt auch ihrer Kreistanzgruppe treu und genießt noch intensiv ihr Leben. Sie ist einwandfrei mit Medikamenten eingestellt und lange Jahre hat sie noch eine gute Lebensqualität. Dann fangen die Gelenke an, Schwierigkeiten zu bereiten. Mit 85 Jahren unterzieht sie sich einer Hüftoperation, mit 86 Jahren gibt sie das Autofahren auf. Die körperlichen Ausfälle nehmen zu, das Sprechen fällt zusehends schwerer, weil die Zunge nicht mehr gehorcht. Dann kann sie sehr ungeduldig werden und stößt zwischen den immer schwerer verständlichen Sätzen schon mal ein „Scheiße" aus. Es ist für sie eine unglaubliche Herausforderung, in ihrer Beweglichkeit immer mehr eingeschränkt zu sein. Noch kann sie alleine – mithilfe von Stöcken – Spaziergänge unternehmen. Aber der Bewegungsradius schrumpft zusehends. Sie ist immer mehr auf die Hilfe von ihrer Tochter angewiesen, die weiterhin im selben Haus wohnt. Und sie hat das große Glück mit Jana, die ich dir später noch vorstellen werde, eine kompetente, liebevolle und zugewandte Alltagsbegleiterin zu finden. Von ihr wird sie stundenweise unterstützt.

An ihrem 86. Geburtstag erscheint in der Badischen Zeitung, die sie abonniert hat, ein Artikel über das Sterbefasten. Den schneidet sie aus und verwahrt ihn bei ihrer Geburtsurkunde. Zu diesem Zeitpunkt spricht sie noch mit niemanden darüber, dass sie diesen Weg für sich einmal in Betracht ziehen könnte. Im gleichen Jahr – also vier Jahre vor ihrem Tod – baut sie ihr Helfer-Netz weiter aus: Elisabeth, die nur ein paar Häuser weiter in der gleichen Straße wohnt, kommt dazu. Sie kocht einmal pro Woche für sie. Mit ihr genießt sie auch viele Ausflüge. Irmtraud hat ihr Auto, dass sie „roter Fritz" nennt, behalten und lässt sich damit von Elisabeth an schöne Orte chauffieren. Sie unternehmen noch kleine Wanderungen und gehen anschließend zusammen Kaffee trinken oder kehren zum Essen in ein Lokal ein, wenn die Corona-Vorschriften das zulassen. Viele

Veranstaltungen, die Irmtraud so wichtig sind, fallen wegen der Pandemie plötzlich aus. In dieser Zeit sinken ihr Lebensmut und ihre Kraft und der „Zufall" will es, dass wir uns noch einmal neu begegnen.

Irmtraud vertraut sich mir an

Im vorherigen Kapitel hast du bereits erfahren, dass ich keine enge Beziehung zu Irmtraud gepflegt habe. Nach ihrem Umzug ins eigene Haus sind wir uns auch nur noch selten begegnet und außerdem hatten wir keine gemeinsamen Themen. Sie interessierte sich nicht für meine Tätigkeit als freischaffende Künstlerin und Puppenspielerin, hatte keine Ahnung von meinem spirituellen Weg und wusste auch nicht, dass ich mit Mitte 50 noch eine Ausbildung zur Yoga-Lehrerin absolviert habe. Ich wiederum hatte keine Kenntnisse von ihren großartigen Reisen und ihren kulturellen Interessen. Auch von ihrer Krankheit erfuhr ich erst, als diese sichtbar wurde.

Ich überlege gerade, wie wir uns nähergekommen sind. Es war ein langsamer Prozess, der mit dem Einzug eines süßen Welpens bei uns begann. Mit Bella, unserem ersten Hund. Nachdem unsere vier erwachsenen Kinder das Haus verlassen hatten, kam also dieses kleine Wuschelknäuel zu mir und meinem Mann und musste von nun an täglich Gassi geführt werden. Und da begegnete ich immer wieder Irmtraud, die sich in Bella richtiggehend verliebte. Die darüber staunte, wie schnell sie wuchs und wie gut sie gehorchte. Sie wollte wissen, was Bella für eine Rasse ist und wo wir sie herhaben. – Kennst du den Spruch „Das letzte Kind hat immer Fell"? Ich habe mich einfach total über Irmtrauds Interesse an meinem Hund gefreut. Ich habe ihr begeistert erzählt, wie lange ich recherchiert habe, bis ich Bella gefunden habe. Und ihr berichtet, dass ich den Hund zu meinen Puppentheater Vorstellungen in die Kindergärten mitnehme. Dazu musste es einer sein, der nicht haart, ein freundliches Wesen hat und auch für Allergiker geeignet ist. Und sie staunte, dass Bella es schafft, 60 Minuten lang still hinter der Bühne zu bleiben. Der Hund also war unsere Brücke zueinander.

Wir trafen uns jetzt öfters. Manchmal war ich in Eile, weil ich noch Termine hatte. Da blieb es bei einer freundlichen Begrüßung. Aber wenn ich Zeit hatte, ließ ich mich auch gerne auf eine Unterhaltung ein. Und eines Tages im Frühjahr 2023 habe ich erzählt, dass ich gerade eine Ausbildung zur Sterbebegleiterin mache und dass das nur möglich ist, weil ich Bella zu den Wochenenden mitnehmen kann. Dass alles völlig problemlos mit ihr ist und ich mir sogar vorstellen kann, sie später zu meinen Einsätzen mitzunehmen. Ich erinnere mich noch daran, dass mir Frau Schneider bei diesem Gespräch das „Du" angeboten hat und wie sehr gewöhnungsbedürftig es für mich war, sie nach so vielen Jahren mit Irmtraud anzusprechen.

Wenige Tage nach diesem Gespräch bin ich mit Bella bei strahlendem Wetter im Wald unterwegs. Die Bäume zeigen ihr erstes Grün, die Vögel zwitschern, es riecht nach Lebendigkeit. Ein ungewöhnlich schöner Tag! Ich steuere meine Lieblingsbank an. Die ist besetzt. Von Irmtraud!

Sie scheint erfreut zu sein, mich zu sehen und bittet mich, doch Platz zu nehmen. Und räumt ihre Stöcke zur Seite. Schnell entsteht ein inniges, sehr vertrauliches Gespräch. Dabei erkundigt sie sich, ob ich Erfahrung mit dem Thema Sterbefasten habe. Nein, das habe ich nicht. Aber ich habe mich mit dem Thema intensiv auseinandergesetzt und auf meine Bitte hin wird es auch bei der Ausbildung zur Sterbebegleitung erstmals Raum bekommen. Und ich habe zwei hervorragende Bücher gelesen. „Sterbefasten: freiwilliger Verzicht auf Nahrung und Flüssigkeit" von Christiane zur Nieden. Die Autorin beschreibt darin sehr eindrücklich, wie sich ihre Mutter zu diesem Schritt entschließt. Wie geschockt sie erst einmal darüber war und was für ein inniger, liebevoller Prozess dieser Abschied dann für die ganze Familie war.

Nach der Veröffentlichung dieses Buches müssen sich wohl viele Rat suchende Menschen an die Autorin gewendet haben. Daraufhin entstand ein reger Austausch mit Menschen, die mentale und fachliche Unterstützung suchten. Und wiederum daraus entstand ein zweites Buch, das Christiane gemeinsam mit ihrem Mann Christoph schrieb: „Umgang mit Sterbefasten. Fälle aus der Praxis". Die Erfahrungsberichte beschreiben sowohl durchgeführte als auch abgebrochene Begleitungen des Sterbefastens. Und wie individuell dieser Prozess ablaufen kann.

Irmtraud hört mir fasziniert zu. Am Abend ruft sie mich zum ersten Mal an und fragt, ob ich ihr die Bücher ausleihen kann. Klar kann ich das, sehr gerne sogar!

Von jetzt an haben wir einen intensiven, regelmäßigen Austausch. Irmtraud weiß, dass sich ihr gesundheitlicher Zustand kontinuierlich verschlechtert. Sie möchte unter keinen Umständen als Vollpflegefall enden. Und es geht körperlich tatsächlich in schnellem Tempo kontinuierlich bergab. Im Sommer ist sie nicht mehr in der Lage, alleine das Haus zu verlassen. Für sie als Bewegungsmensch eine Katastrophe. Ich verspreche ihr, sie jeden Samstag zu einem Spaziergang abzuholen. Anfangs sind wir mit dem Rollator unterwegs, das gefällt ihr aber nicht. Sie möchte lieber an die Hand genommen und geführt werden. Die Prozedur sieht folgendermaßen aus: ich komme zu ihr nach Hause. Sie gibt mir Anweisung, welche Jacke sie haben möchte und welchen passenden Schal, der auf eine ganz bestimmte Art geknotet werden muss. Dann packe ich ihren Rucksack. Sitzkissen, Sonnenbrille, Sonnenkäppi, Medikamente, Trinkflasche, Kekse, Bonbons. Zum Schluss ziehe ich ihr die Laufschuhe an und begleite sie in den Flur zum Treppenlift. Im Erdgeschoss angekommen, muss noch die Außentreppe mit 9 Stufen bis zum Gehweg überwunden werden. Sie hält sich am Geländer fest und geht rückwärts. Ist das Geländer nass, ruft sie ihre Tochter. Die muss es dann mit einem speziellen Tuch trockenreiben. Ist Irmtraud unten angekommen, nehme ich sie an der rechten Hand – darauf besteht sie – und es geht los.

Die ersten Schritte sind immer sehr unsicher und mühselig. Doch wenn sie sich eingelaufen hat, legt sie ein gutes Tempo vor. Die Waldwege sind mittlerweile tabu. Es ist Herbst. Wir laufen immer die gleiche Runde. An Feldern und Wiesen entlang des Schobbachs bis zum Obermattenbad, dann neben den Bahngleisen bis zum Gundelfinger Weg. Von dort aus zurück in die Sonnenwiese, wo sie wohnt. Auf der Strecke selbst befinden sich in regelmäßigen Abständen sechs Ruhebänke. Punkt 12.00 Uhr wird immer eine angesteuert. Zeit für die Medikamenteneinnahme. Ich hole aus dem Rucksack die Tabletten, Kekse und die Wasserflasche und begreife, dass Irmtrauds gesamter Tagesablauf exakt auf die fünfmalige Einnahme der Medikamente abgestimmt ist. Die letzten Tabletten nimmt sie um 23.00 Uhr. Erst danach darf ihre Tochter Tanja sie für das Bett fertig machen. Und das täglich. Seit vielen, vielen Monaten! Bei dieser Vorstellung wird mir ganz eng. Und so frage ich sie nach Jörg, ihrem Sohn. Insgeheim wahrscheinlich mit der Vorstellung, er könnte doch seine Schwester gelegentlich entlasten. Da treten ihr Tränen in die Augen und sie erzählt mir die traurige Geschichte:

Seit Jahren hat sie ihren Sohn nicht mehr gesehen. Er war mit einer netten Frau zusammen, die von ihm schwanger wurde. Aber das Kind starb direkt nach der Geburt. Dieses Ereignis hat die Beziehung derart belastet, dass sie auseinanderbrach. Jörg war so verzweifelt, dass er zu trinken anfing und zum Alkoholiker wurde. Er verlor seine Arbeit und seine Wohnung. Entziehungskuren waren erfolglos. Ihm wurde ein Betreuer zur Seite gestellt. Anfang des Jahres ist er betrunken so schlimm gestürzt, dass er schwer verletzt ins Krankenhaus kam und tagelang im Koma lag. Dann wurden die Geräte abgestellt und er ist verstorben.

Ich nehme Irmtraud in die Arme und halte sie. Nie mehr hat sie ihren Sohn erwähnt! Sie stammt wohl aus der Generation, die viel verdrängt und das Geschehene nicht mit therapeutischer Hilfe aufarbeitet. Es wird einfach nicht darüber gesprochen. Nach dem Motto „Aus den Augen, aus dem Sinn". Wie sehr muss das die Seele belasten! Wie gut, dass sie sich zumindest für einen kleinen Augenblick mir gegenüber öffnen konnte. Doch dann kehren ihre Gedanken ganz schnell wieder zurück zum Alltag.

Irmtraud ist verzweifelt, weil sie ihre Runden nicht mehr täglich laufen kann. Außer am Samstag stehen ihr noch an 2 weiteren Tagen Begleiterinnen zur Verfügung. Sie bittet mich um Hilfe und gibt zu verstehen, dass sie bereit ist, für die Begleitung auch zu bezahlen. Sie berichtet, dass sie genügend Ressourcen besitzt. Außerdem erhält sie auch Pflegegeld.

Diese Nachricht gebe ich in meinem Bekanntenkreis weiter. Zum Glück bin ich gut vernetzt. In kürzester Zeit haben wir drei weitere Frauen mit im Boot. Damit kann die alte Dame jetzt fast täglich ihren Spaziergang machen. Ich bin gespannt auf unseren nächsten gemeinsamen Samstag und gehe davon aus, dass sie die positive Veränderung erfreut.

Dann steht unser Treffen an. Wir machen uns ausgehbereit. Irmtraud ist ungewohnt wortkarg. Wir laufen los. Wie immer sitzen wir um 12.00 Uhr auf einer Bank und sie schluckt ihre Medikamente. Dann schaut sie mich mit einem intensiven Blick an und sagt: „Ich möchte keinen weiteren Sommer mehr durchmachen müssen. Ich will Sterbefasten. Du übernimmst die Leitung!"

Sie stellt das nicht als Frage. In meinem Kopf überschlagen sich die Gedanken. „Was erwartet sie von mir? Kann ich das leisten? Ist es wegen dem Tod ihres Sohnes? Was kommt da alles auf mich zu? Kann und will ich so eine Verantwortung übernehmen?" Gleichzeitig durchströmt mich ein warmes Gefühl. „Oh, so viel Vertrauen schenkt sie mir!" Und ganz tief in meinem Inneren habe ich großes Verständnis und Mitgefühl für sie.

Es entsteht eine lange Stille. Und dann kommt meine Antwort: „In Ordnung. Ich bin bereit!"

Das Entsetzen der Tochter

Es geht auf Weihnachten zu. Irmtraud ruft mich fast täglich an. Oft verstehe ich sie nicht, weil ihre Sprache, bedingt durch die Parkinson-Erkrankung, immer undeutlicher wird. Vor allem, wenn sie aufgeregt ist. Leichter ist es für mich, wenn ich sie besuche und sie beim Gespräch anschauen kann.

Es bedrückt sie, dass ihre Tochter Tanja nichts vom Thema Sterbefasten hören will. Diese lehnt es auch kategorisch ab, die Bücher von zur Niedens zu diesem Thema zu lesen.

Irmtraud berichtet mir, dass sie ihren Neurologen um Rat gefragt hat. Dieser meinte, dass sie ihre Entscheidung auch ohne Genehmigung der Tochter in die Tat umsetzen könne. – Was fängt man mit so einer Aussage an? Natürlich braucht es keine „Genehmigung"! Aber ich denke, Verständnis für diesen Schritt wäre hilfreich für beide Seiten.

So fällt mir die Aufgabe zu, ein Gespräch mit Tanja und Schwiegersohn Michael zu führen. Ich lade die beiden dazu ein, am 31. Januar zu mir zu kommen. Ich gestalte unser Gästezimmer in ein „Gesprächszimmer" um. Bin innerlich und äußerlich gut vorbereitet. Das Paar kommt und ihre Anspannung ist für mich sofort spürbar.

Michael beklagt sich, dass sie in den Prozess nicht einbezogen werden. Er empfindet seine Schwiegermutter als Egoistin und erzählt, wie schwierig das Verhältnis zwischen Mutter und Tochter ist. Tanja ist von der Absicht ihrer Mutter entsetzt. Für sie ist Sterbefasten das gleiche wie Selbstmord. Sie kämpft immer wieder mit den Tränen.

Ich verteidige Irmtrauds Verhalten in keiner Weise, sondern habe Verständnis für Tanjas Nöte. Das scheint ihr gut zu tun. Langsam fühle ich, dass sie weicher wird und sich öffnet.

Ich erzähle ihr, dass ich letzte Woche an einem „Letzte Hilfe Kurs" teilgenommen habe. Da sollten wir für uns die 5 „W-Fragen" beantworten:
- Was ist mir wichtig am Lebensende?
- Wer soll für mich entscheiden?
- Wo würde ich gerne sterben?
- Wie würde ich gerne sterben?
- Wann hat das Leben für mich noch einen Sinn?

Gemeinsam versuchen wir, uns in die Situation ihrer Mutter hineinzuversetzen. Und da wird schnell klar:
- Ihre Mutter möchte nicht zu einem völlig abhängigen, bettlägerigen Vollpflegefall werden.
- Sie möchte für sich selbst entscheiden.
- Sie will zu Hause sterben. Auf keinen Fall in einem Krankenhaus oder Pflegeheim.
- Sie möchte bewusst sterben.
- Das Leben hat keinen Sinn mehr, wenn der Körper zu einem Gefängnis wird.

Abschließend rege ich an, einmal darüber nachzudenken, was „Lebensqualität" für uns bedeutet.
Bei mir sind das beispielsweise so einfache Dinge wie „Freude am Essen und Trinken" zu haben, „eine gute

Verdauung und guter Schlaf", aber auch „Familie, Tanzen, Yoga, Schwimmen, Sport, Reisen, Freunde treffen, Menschen begleiten, im inneren Frieden sein".

Knapp zwei Stunden lang haben wir uns ausgetauscht. Das Entsetzen ist einer Nachdenklichkeit gewichen. Und obwohl Tanja und Michael es nach wie vor nicht gut finden, dass Irmtraud bewusst in den Tod geht, habe ich das Gefühl, dass sie dem Prozess unterstützend beiwohnen werden.

Als ich am Abend aufräume, fällt mir eine Notiz vom „Letzte Hilfe Kurs" in die Hände:

Man stirbt nicht, weil man aufhört zu essen und zu trinken; sondern man hört auf zu essen und zu trinken, weil man stirbt!

An dieser Stelle möchte ich dich gerne dazu ermuntern, dir selber die oben aufgeführten „5 W-Fragen" zu stellen, denn

68% der Menschen möchten zu Hause sterben
23% sterben zu Hause.

28% möchten im Hospiz/Pflegeheim sterben
19% sterben im Hospiz/Pflegeheim.

4% möchten im Krankenhaus sterben
58% sterben im Krankenhaus.

(Quelle: Deutscher Hospiz- und Palliativverband. Ergebnis einer repräsentativen Bevölkerungsumfrage 2017. Sterben in Deutschland – Wissen und Einstellungen zum Sterben)

Vielleicht magst du das Buch gleich einmal kurz zur Seite legen. Atme ruhig und gleichmäßig. Wenn es für dich hilfreich ist, schließe deine Augen. Und dann frage dich: „Wie möchte ich einmal sterben?" Schau, was für Bilder in dir aufsteigen. Sei mutig. Nimm dir Zeit. Lächle dir innerlich zu. Alles ist gut, so wie es ist. Und wenn der richtige Augenblick gekommen ist, öffne deine Augen mit sanften Blick. Schnapp dir Papier und einen Stift und schreib auf, was deine Seele dir gezeigt hat.

Die Vorbereitung

Es steht fest, dass Irmtraud ihrem Leben durch Sterbefasten ein Ende setzen möchte. Der Zeitpunkt ist noch
offen. Aber wir bewegen uns langsam auf die prakti-
sche Umsetzung zu.

Ich lasse mir Irmtrauds Schlafzimmer zeigen. Ein
französisches Bett steht, mit dem Kopfende an der
Wand, in der Mitte des Raumes. Zum Glück weiß
ich, dass Irmtraud über Geldreserven verfügt. Und so
schlage ich ihr vor, dass sie sich ein Pflegebett anschafft.
Gleich mit einer speziellen Matratze gegen Dekubitus.
Wir wissen ja nicht, wie lange sie im Bett liegen wird.
Und da sie sehr schlank ist, besteht die Gefahr des
Wundliegens. Und damit sie es weiterhin bequem hat,
wird eine Anschaffung in einer Überbreite von mindestens 1,20 Meter beschlossen.

Jetzt übernimmt Irmtraud: Sie lässt sich vom Arzt ein
Rezept für das Pflegebett ausstellen, nimmt Kontakt mit
der Krankenkasse auf, erfährt, dass nur ein Zuschuss
gezahlt wird, wenn sie das Bett von einer zugelassenen
Firma der Barmer Ersatzkasse, bei der sie versichert ist,
bezieht. Also scheiden Angebote, die wir im Internet
ausfindig gemacht haben, schon einmal aus. Ihr werden von der Barmer zwei Firmen in der nahen Umgebung genannt. Von denen lässt sie sich Kataloge zuschi-
cken. Gibt dann eine Bestellung auf.

Das Bett kommt. Die Matratze wird falsch geliefert, sie ist 20 cm zu lang! Irmtraud reklamiert, die Matratze wird ausgetauscht.

Ich staune! Die alte Dame ist über 90! Was sie noch alles auf die Reihe bringt! In dem maroden Körper wohnt ein reger Geist!

Im Außen ist gerade eine große Geschäftigkeit spürbar. Für mich ist es aber auch wichtig, mich seelisch auf diese große Aufgabe vorzubereiten. Und genau zum richtigen Zeitpunkt entdecke ich einen Onlinekongress mit dem provokativen Titel „Erfolgreich Sterben" und stoße auf ein interessantes Interview mit Dieter Hermann, der die operative Führung vom Hospiz Aargau in der Schweiz mit 12 Betten inne hat. Im Jahr verabschiedet er zwischen einhundertzwanzig und einhundertfünfzig Sterbende. In seinem Haus ist „maximale Wunscherfüllung" oberstes Gebot. Auf die Frage, wie Menschen in den Tod gehen, gibt er einen interessanten Einblick aus seiner Praxis:

Am besten und leichtesten sterben die Menschen, deren Sinnfragen geklärt sind, die friedvoll loslassen können und mit ihren inneren Themen im Reinen sind, die eine gute Jenseitsvorstellung und eine positive Lebenseinstellung haben, die den Tod schon lange vor dem Sterben in ihr Sein integriert haben. Auch die Spiritualität scheint sehr wichtig zu sein, denn hier sind alle Vorstellungen erlaubt und richtig. Dieses Gefühl zu haben, es geht alles weiter. Er berichtet von Menschen, die voller Vorfreude auf den Übergang warten und nach ihrem Tod eine Glückseligkeit ausstrahlen. Aber er berichtet auch, dass oft das Umfeld dem Sterbenden zu schaffen macht, wenn dieser weiß, er hinterlässt Schmerz und eine Lücke. Deshalb ist es so wichtig, beizeiten mit seinen Liebsten über das Thema zu sprechen. Mit Angehörigen führt er deshalb oft eine Dankbarkeitszeremonie durch. Dankbarkeit ist ein Anker für eine positive Trauerarbeit.

Seine Botschaft für ein gutes Leben und Sterben: Sei authentisch, ehrlich und dankbar.

Mit diesem Beitrag gehe ich in große Resonanz. Und ich habe das Bedürfnis, mich mit Irmtraud über dieses Thema auszutauschen. Aber sie meint nur: „Wir sind aus Sternenstaub und werden wieder zu Sternenstaub." Ich taste mich ganz vorsichtig vor und wage zu fragen, ob sie denn daran glaubt, dass sie im Jenseits ihren Mann wiedertrifft. Da schaut sie mich nur an und zuckt mit den Schultern. In diesem Moment erinnere ich mich daran, dass ich bei der Hospizausbildung gelernt habe, dass der Sterbende die Richtung vorgibt, nicht der Begleitende. Ich kann Angebote machen. Darf es aber nicht persönlich nehmen, wenn diese nicht angenommen werden.

Auch im Außen läuft nicht alles so, wie ich es gerne hätte: Irmtrauds Hausarzt ist nicht bereit, sie bei ihrem Vorhaben zu begleiten. Was jetzt? Ich habe noch nie einen Menschen beim Sterbefasten begleitet. Und wir brauchen einen Profi an der Seite, falls es zu Komplikationen kommen sollte. Eine gute Bekannte von mir ist Ärztin in Gundelfingen. Ich rufe sie an und sie ist zum Glück bereit, uns einen Termin zu geben. Ich kann am 22. Januar mit Irmtraud zu ihr kommen.

Die Ärztin kennt Irmtraud bereits, sie war früher einmal ihre Patientin. Davon wusste ich nichts. Die Atmosphäre ist freundlich und gleichzeitig sachlich. Die Ärztin kann den Wunsch nach Sterbefasten verstehen und wir besprechen das Vorgehen:

Eine Entlastungswoche mit reduzierter Nahrung. Kein Alkohol, kein Kaffee, nichts schwer Verdauliches. Weniger essen als normal. Erst dann mit dem Verzicht auf Nahrung und Flüssigkeit beginnen. Einen Einlauf zum Abführen hält sie nicht für nötig. Ob alle Medikamente abgesetzt werden können, weiß sie nicht. Da sollen wir uns mit dem behandelnden Neurologen in Verbindung setzen.

Die Ärztin ist bereit, wenn es soweit ist, alle zwei Tage bei Irmtraud vorbeizuschauen (das wird allerdings nicht nötig werden), und stellt ein Rezept aus, dessen unsagbaren Wert wir in diesem Moment noch nicht erahnen.

Ein Rezept über SAPV: Spezialisierte Ambulante Palliativversorgung. Das ist eine sogenannte Notfallverordnung, die nur für sechs Wochen gilt und vom Arzt ausgestellt werden muss. (Der SAPV widme ich auf Seite 69 ein eigenes Kapitel.)

Irmtraud setzt sich im Anschluss an diesen Praxisbesuch telefonisch mit ihrem Neurologen in Verbindung, scheint aber irgendwie mit ihm nicht klar zu kommen. Sie bittet ihn, sich mit mir in Verbindung zu setzen.

Am 1. Februar 2024 erhalte ich von dem Neurologen folgende Mail, die mir kurz den Atem raubt:

Sehr geehrte Frau Minuth,
Ich habe gerade mit Frau Schneider geredet und von ihr eine Schweigepflichtsentbindung Ihnen gegenüber erhalten.

Ich halte das Absetzen der Parkinson-Medikamente für problematisch, da hierüber die Motorik der Patientin überhaupt möglich wird.

Im Falle eines Absetzens der Parkinson-Medikation ist zu erwarten, dass die Patientin nicht mehr sprechen (Wünsche/Schmerzen äußern) und nicht mehr schlucken kann. Sie wird schließlich am ganzen Körper einsteifen und wahrscheinlich voll pflegebedürftig werden. Möglicherweise trägt dieser Zustand zu einem früheren Ableben bei, insgesamt stelle ich mir diesen Zustand aber grausam vor. Auch das Umfeld muss wissen und darauf vorbereitet werden, dass dies dann so kommen kann.

Aus meiner Sicht ist dies nicht das Ziel des Sterbefastens, so dass ich der Patientin empfohlen habe, zumindest die Therapie mit Isicom weiter einzunehmen.

Mit freundlichen Grüßen
Doktor B.

Die Mail bereitet mir eine unruhige Nacht. Ich bete um eine innere, gute Führung. Soll ich Irmtraud die Mail vorlesen? Bei mir hat sie zunächst eine heftige Unruhe ausgelöst. Ja, auch Angst. Das wäre bei Irmtraud sicher auch so. Macht das Sinn? Ich erinnere mich an einen Filmtitel von Rainer Werner Fassbinder „Angst essen Seele auf". Und entschließe mich dazu, Irmtraud nur mitzuteilen, dass Doktor B. dringend empfiehlt, dass sie ihr Medikament Isicom trotz des Sterbefastens weiter einnehmen soll. Damit erklärt sie sich einverstanden.

Dem Neurologen antworte ich am 2. Februar 2024 per Mail:

Lieber Herr Dr. B.

Ganz herzlichen Dank für Ihre ausführliche Mail. Frau Schneider wird das Medikament Isicom auf Ihren Rat hin auch während des Sterbefastens weiterhin einnehmen.

Mit freundlichen Grüßen
Karin Minuth

Team Irmtraud wird geboren

Sehr kurzfristig hat Irmtraud alle Menschen, die ihr zur Seite stehen, am Freitag, 2. Februar 2024 zu sich eingeladen. Sie bittet mich, das Treffen zu leiten. Für mich ist es wie ein Wunder, dass alle Zeit haben und pünktlich um 16.00 Uhr erscheinen. Bevor ich dir von unserer ersten Zusammenkunft berichte, möchte ich dir die Menschen aber zunächst einmal kurz vorstellen. Einige der Frauen lerne ich erst heute kennen!

Jana
Von ihr habe ich schon viel von Irmtraud begeistert erzählt bekommen. Sie war wohl über lange Monate eine einfühlsame, liebevolle, kompetente Alltagsbegleiterin. Von ihr wurde sie gepflegt, gebadet und bekocht. Eine „tolle Frau für alles", die sich auch um den Haushalt kümmerte. Und sicher immer ein offenes Ohr für Irmtraud hatte.

Dann wurde Jana Oma. Und da ihre Tochter sich noch in der Ausbildung befand, übernahm sie sehr oft das Baby und war nicht mehr verfügbar. Jetzt hat der Papa des Kindes Elternzeit und sie ist wieder für Irmtraud da. Ein Glücksfall!

Ines

Sie arbeitet als Seniorenalltagsbetreuerin bei einer mobilen Pflegestation. Sie lebt seit 19 Jahren in einer kleinen Dachgeschosswohnung im Haus von Irmtraud. Nach dem Tod der eigenen Mutter vor 5 Jahren wird die Mieterin von Irmtraud zu ihrer Vertrauten. Ines unterstützt sie in der Hauswirtschaft, führt viele Gespräche mit ihr und die beiden sind oft zusammen unterwegs. Beide genießen ihre gemeinsamen Ausflüge. Ines kümmert sich um Irmtraud wie eine Tochter und unterstützt während des Sterbeprozesses vermehrt und sehr hilfreich die Familie.

Elisabeth

Von Irmtraud wird sie oft als „flügelloser Engel" bezeichnet. Ehrenamtlich steht die Rentnerin ihr seit rund 5 Jahren einmal wöchentlich zur Seite. Zunächst nur als Köchin, später auch als Chauffeurin (und ich glaube, ein stückweit auch als Therapeutin). Gemeinsam unternehmen sie viele schöne Ausflüge, Lieblingsort ist der Thurner. Oft kehren sie in feinen Lokalen ein. Als das alles nicht mehr möglich ist, übernimmt Elisabeth wieder die Essenszubereitung, Tanja und Michael werden meistens mit eingeladen.

Renate

Die Lebenskünstlerin und Weltreisende ist erst seit wenigen Wochen bei Irmtraud. Hält die Wohnung in Schuss. Aus dem anfänglich distanzierten Arbeitsverhältnis, bei dem sie ziemlich „rumkommandiert" wird, entwickelt sich schnell Zuneigung und Vertrauen von beiden Seiten aus.

Monika

Ich empfinde sie als ruhenden Pol. Sie ist dem Buddhismus sehr verbunden und Monika begleitet Irmtraud seit kurzer Zeit einmal wöchentlich beim Spaziergang. Dabei ergeben sich innige Gespräche und in der Sterbefastenphase werden sie gemeinsam meditieren.

Regina

Sie ist von Beruf Hebamme. Ich habe Regina bei der Ausbildung zur Sterbebegleiterin kennengelernt und konnte auch sie dazu gewinnen, einmal wöchentlich mit Irmtraud „auszugehen". Für sie schließt sich ein Kreis: Bisher begleitet sie Menschen in die Welt. Jetzt begleitet sie Menschen am Ende ihres Lebens (zurück) ins Jenseits.

Maria

Die Graphikerin und Künstlerin ist eine liebe Freundin von mir. Auch Maria ist erst wenige Wochen bei Irmtraud, begleitet sie auf Spaziergängen, kocht und beglückt sie mit ihren Collagen und dem gemeinsamen Anschauen von Kunstbüchern.

Karin

Sie übernimmt erstmals die Begleitung einer Sterbefastenden und ist Autorin dieses Buches. In ihren Wirkungsbereich hast du bereits Einblick erhalten.

Tanja

Irmtrauds Tochter wohnt im Erdgeschoss und hat gemeinsam mit ihrem Mann Michael das Büro im Dachgeschoss des Hauses. Sie dient der Mutter seit Jahren, ist rund um die Uhr abrufbar und wird bei unseren zukünftigen Zusammentreffen für das ganze Team immer Kaffee, Kekse und Getränke bereitstellen und für ausreichende Sitzgelegenheiten sorgen. Das Verhältnis zwischen Mutter und Tochter ist angespannt. Als das Sterbefasten beginnt, will Irmtraud noch Zeit mit Tanja alleine verbringen. Diese ist nach eigener Aussage zunächst von dem Wunsch etwas „genervt". Denn die Nähe zwischen den beiden ist in den vergangenen Jahren immer mehr verloren gegangen. In den letzten Tagen können sie sich noch einmal aussprechen und finden wieder zueinander.

Wir alle werden ab heute „Team Irmtraud" sein. Verbunden durch eine gemeinsame Aufgabe und – ganz praktisch – als WhatsApp-Gruppe.

Es gibt aber noch zwei weitere Menschen, die nicht unerwähnt bleiben dürfen:

Michael

Er ist der Schwiegersohn von Irmtraud und hat ein angespanntes Verhältnis zu seiner Schwiegermutter. Michael findet sie sehr vereinnahmend. Er ist nur Anfangs bei den Treffen mit dabei, wird aber zur großen Hilfe im Hintergrund: Er übernimmt Besorgungen und Fahrdienste, stellt Arbeitspläne auf und kopiert alles, was wir brauchen. Er ist immer für uns da und sorgt für die finanziellen Abrechnungen, macht sich aber viele Gedanken, was den gesamten Ablauf des Sterbefastens betrifft. Fühlt sich in das gesamte Geschehen oft nicht mit einbezogen, was durch seine wiederholten Worte „mit mir spricht ja keiner" deutlich wird.

Daniel

Der einzige Enkel wohnt in Freiburg. Daniel ist unverheiratet, in den Dreißigern, ohne feste Partnerschaft. Hat kein enges Verhältnis zur Großmutter, kommt sie aber jetzt öfters besuchen. Er wirkt in der Situation etwas verunsichert, ist aber sehr zugewandt. Er steht vor allem auch seiner Mutter sehr liebevoll zur Seite und ist für sie bestimmt eine wertvolle Stütze.

Das 1. Treffen

Nachdem ich dich mit den einzelnen Menschen kurz bekannt gemacht habe, möchte ich dir beschreiben, wie unser erstes Zusammentreffen aussieht:

Irmtrauds Esszimmertisch ist ausgezogen. Tanja hat für alle Kaffee gekocht. Wasser, Saft und Kekse stehen auf dem Tisch. An der Längsseite, in der Mitte, sitzt Irmtraud. Um sie herum sitzen neun Frauen, etwas abseits Schwiegersohn und Enkel. Irmtraud begrüßt – trotz der Schwierigkeiten beim Sprechen – jede einzelne von uns, oft mit Tränen in den Augen. Vier der Frauen sehe ich hier zum ersten Mal.

Irmtraud teilt uns ihren Wunsch mit, durch Verzicht auf Nahrung und weitgehend auch auf Flüssigkeit, würdig zu sterben. Und sie bittet uns, ihr dabei zur Seite zu stehen. Renate – ich schätze, sie ist die Jüngste von allen – fängt still zu weinen an. Tanja hört sich mit versteinerter Miene den Wunsch der Mutter an. Alle sind auf ihre Art berührt.

Dann übergibt Irmtraud mir als „Leiterin" das Wort. Ich erzähle kurz, wie es dazu kommt, dass ich diese Aufgabe übernommen habe. Und bitte um Unterstützung. Denn keine von uns hat jemals zuvor einen Menschen auf diesem Weg begleitet.

Ich habe meine Klangschale mitgebracht und frage in die Runde, ob sie sich darauf einlassen können, dass wir gemeinsam eine Meditation machen. Eine der Frauen sagt, dass sie das eine schöne Idee findet. Die anderen nicken zustimmend. Das tut mir in diesem Moment sehr gut, denn ich möchte niemanden etwas „überstülpen".

Ich lasse mich ganz von meiner Intuition lenken, schlage die Klangschale an und als sie verstummt, fange ich an zu sprechen:

„Eine ungewöhnliche Mission hat uns heute zusammengeführt.
Danke, dass du da bist!
Wenn du magst, schließe deine Augen und komme ganz bei dir, ganz im Hier und Jetzt an.
Lass alle bereits erlebten Tageseindrücke draußen vor der Tür und sei ganz bei dir.
Schau, dass du bequem, aber dennoch aufrecht sitzt.
Und dann spür einmal ganz bewusst in deinen Körper.
Nimm deinen Atem wahr. Deinen heiligen, heilenden Atem, der dich am Leben hält und auf feinstofflicher Ebene nährt. Atme tief und gleichmäßig. Lass deinen Atem bis in den Bauchraum strömen. Werde ganz ruhig.
– Und solltest du merken, dass immer wieder Gedanken kommen: Das ist anfangs ganz normal. Hake dich nicht ein. Lass die Gedanken ziehen, wie Wolken am Himmel.
Und falls es für dich hilfreich ist, nimm beim Einatmen das Wort „Vertrauen" und beim Ausatmen das Wort „Hingabe" dazu.
Vertrauen und Hingabe.
Vertrauen und Hingabe.
Bleib so für einige Momente in der Stille, ganz bei dir.
Vertrauen und Hingabe.
<Stille>
Und jetzt möchte ich dich bitten, dich in Gedanken und mit offenem Herzen Irmtraud zuzuwenden. Was

wünschst du ihr auf ihrem letzten Weg? Was braucht sie,
um in Frieden die Ebenen zu wechseln?
<Stille>
Und du, liebe Irmtraud, öffne dich und empfange diese
wundervollen Gaben.
<Stille>
Ich bitte unsere Helfer im Licht, dass sie bei uns sein
mögen. Wir alle sind behütet und beschützt!"

Ich lasse die Klangschale noch einmal ertönen und
beschließe die Meditation mit folgenden Worten:

„Komm jetzt langsam wieder ganz in deinem Tages-
bewusstsein an. Wenn du magst, räkele und streck dich.
Schau, was dein Körper gerade braucht. Und falls du
deine Augen noch geschlossen hast, öffne sie mit sanften
Blick. Schau dir die wunderbaren Menschen an, die hier
zusammengefunden haben."

Ines schaut in die Runde. Schaut mich an und sagt
dann: „Ich würde es schön finden, wenn wir uns alle
an den Händen nehmen".

Und so fahre ich fort:

„Wenn ihr mögt, nehmt euch an den Händen. – Spürt
die Verbundenheit. Verbunden im Kreis. Ohne Anfang.
Ohne Ende. – Danke, dass ihr da seid!"

Mit einem sanften Händedruck lösen wir den Kreis. In
kürzester Zeit hat sich energetisch etwas verändert. Wir
sind zu einer wohlwollenden Gemeinschaft zusammengewachsen. Lange wird nichts gesprochen. Dann
durchbricht abermals Ines die Stille und teilt mit, was
sie Irmtraud gewünscht hat. Elisabeth meldet sich:
„Darf ich auch etwas sagen?" Sehr gerne! „Ich arbeite

viel mit Licht. Und während der Meditation hatte ich ständig Regenbogenfarben vor meinen Augen". Was für ein schönes Bild! Der Regenbogen als Symbol für den Übergang ins Licht!

Einige Tage später erstrahlt ein doppelter Regenbogen über Wildtal. Maria fotografiert ihn. Er wird zu unserem Symbol und wird nach Irmtrauds Tod die Trauerkarte zieren. Und Daniel deutet das so: „Einer steht für Oma und der andere für Mamas Bruder". Wie berührend!

Aber zurück zu unserem ersten Treffen: Bereits jetzt überlegen wir, wie wir die Tag- und Nachtdienste einteilen. Michael schlägt vor, dass wir dafür Listen erstellen.

Sofort tauchen viele Fragen auf:
- Wie oft kommen die Mitarbeiter der Sozialstation und welche Aufgaben übernehmen sie?
- Bringen sich die Betreuenden das Essen selber mit? Stehen jederzeit Obst und Getränke zur Verfügung?
- Können wir eine Signal – oder WhatsApp-Gruppe erstellen? Wie kommunizieren wir untereinander?
- Wäre ein Betreuungstagebuch sinnvoll? (Von wann bis wann war ich hier? Gab es Vorkommnisse? Schöne Momente?)
- Können wir im Vorfeld klären, ob jemand wegen Arbeit, Urlaub oder Reha nicht zur Verfügung steht?
- Nachtdienste: Ab wann werden die erforderlich? Bringt jede Frau ihr eigenes Bettzeug mit? Kann es ggfs. vor Ort deponiert werden?
- Wie läuft die Bezahlung für diejenigen, die nicht ehrenamtlich tätig sind?

Und natürlich ganz wichtig:
- Was für Wünsche hat Irmtraud?
- Musik?
- Berührung?
- Massagen?
- Körperübungen?
- Luftbefeuchter?
- Sollen wir Flüssigkeiten zum lutschen einfrieren? Wenn ja, welche?

Erst zum Schluss wage ich, Irmtraud zu fragen, wann sie denn mit der Reduktionswoche und mit dem Sterbefasten beginnen möchte. Sie hat gehört, dass beim Heilfasten ein Einstieg bei abnehmenden Mond am günstigsten sei. Das trifft für das Sterbefasten doch sicher auch zu. Wann ist der nächste abnehmende Mond?

Ich schaue im Kalender nach: nächster abnehmender Mond ist vom 25. Februar bis 9. März. Also ab 18. Februar würde die Reduktionswoche anfangen. Irmtraud sagt bestimmt: „Das ist zu früh!"

Also schau ich nach, wann der nächste optimale Einstieg ist. Abnehmender Mond ist vom 26. März bis 4. April. Noch bevor ich weitersprechen kann, kommt von Irmtraud ein entrüstetes „Das dauert zu lange!" Was von uns mit einem befreiten Lachen quittiert wird.

Wir werden in naher Zukunft noch oft zu lachen haben. Denn eins muss man der alten Dame lassen: Sie hat Humor!

Im Moment können wir sie beruhigen. Sie kann sich in aller Ruhe überlegen, wann sie mit der Reduktionswoche beginnen möchte! Sie braucht sich nicht jetzt zu entscheiden!

Wir aber sollten uns gleich entscheiden, wie wir untereinander kommunizieren. Bis auf Monika sind alle bei WhatsApp. Wir gründen eine gemeinsame Gruppe, die wir „Team Irmtraud" taufen. Monika ist bei Signal und Regina bietet ihr an, Nachrichten an sie weiterzuleiten. Die Handy-Nummern werden ausgetauscht. Wie unkompliziert!

Zum Abschluss unseres ersten gemeinsamen Treffens, das zwei Stunden dauert, lese ich noch die Verfügung vor. Ich habe sie auf Irmtrauds Bitte erstellt, die panische Angst davor hat, im Krankenhaus zu landen. Die Verfügung habe ich von den „Rechtsanwälten am Telefon" absegnen lassen. Diesen Service bietet meine Rechtsschutzversicherung.

Verfügung

Hiermit bestätige ich, Irmtraud Schneider, geb. am 6.6.1933, wohnhaft in 79194 Gundelfingen-Wildtal, dass ich aufgrund meiner Multimorbidität freiwillig auf Nahrung und Flüssigkeit verzichte. Unter keinen Umständen möchte ich in ein Krankenhaus eingewiesen werden!

Wildtal, den 2. Februar 2024

Zeugen:
Alle Frauen vom Team Irmtraud unterzeichnen das Schriftstück. Dann hängen wir es gut sichtbar an die Schlafzimmertüre.

Bald geht es los

Samstag, 3. Februar

Maria hat die WhatsApp-Gruppe „Team Irmtraud" erstellt. Zwei Nachrichten sind eingegangen, die genau das ausdrücken, was auch ich empfinde.

WA Ines
Moin, alle miteinander! Unser 1. Treffen schenkte mir ein starkes Gemeinschaftsgefühl. Ich danke euch und wünsche uns eine gute Zusammenarbeit! Gerne kann ich unser „Tagebuch" besorgen. Macht's jut, bis denne, Ines

WA Regina
Guten Morgen. Danke an uns Alle. Ich war sehr berührt und auch geehrt, dass ich mit in diesem besonderen Kreis sein darf. Ich habe auch ganz schnell eine große Verbundenheit gespürt um die Hauptperson Irmtraud herum. Das war ganz besonders. Viele Grüße Regina

Ich habe das Gefühl, dass wir bald in Einsatz kommen werden. Mich treibt eine Frage um: Ist es wirklich nicht nötig, vor dem Fasten einen Einlauf zu machen? Obwohl die Ärztin das meinte, kann ich mir das nicht vorstellen. Christiane zur Nieden hat das in ihrem

Buch „Sterbefasten" doch auch geschrieben, oder? Kurz entschlossen rufe ich bei ihr an und beschreibe ihr unsere Situation. Sie ist total nett am Telefon und gibt mir bereitwillig Auskunft: „Es ist unbedingt nötig, abzuführen. Das muss aber kein Einlauf sein. Wenn keine Flüssigkeit mehr zu sich genommen wird, kann es ansonsten zu einer Eindickung im Darm kommen. Das kann zu großen Unannehmlichkeiten führen. Ich habe mit dem Abführmittel Laxoberal Tropfen gute Erfahrung gemacht. Aber die Fastende kann auch ein Klistier verwenden, das in den Darm eingeführt wird. Je nachdem, was ihr lieber ist."

Sie wünscht uns noch alles Gute für die Begleitung und ich bin froh, jetzt Klarheit zu dem Thema zu haben.

Telefonat mit Irmtraud. Sie teilt mir mit, dass sie sich für den ersten Termin entschieden hat und bittet mich, das dem Begleitungsteam mitzuteilen.

Ich schreibe eine Nachricht per WhatsApp (WA) an alle.

WA Karin
Ihr Lieben! Habe gerade mit Irmtraud gesprochen. Sie hat sich für den frühen Termin entschieden. Also Reduktion der Nahrung ab 18. Februar. Abführmittel oder Klistier mit abnehmenden Mond am 26. Februar. Ab diesem Tag Verzicht auf Nahrung und Flüssigkeit. Irmtraud wäre dankbar, wenn für sie ein Essensplan für die Reduktionswoche aufgestellt werden könnte. Ist von euch jemand bereit, das zu übernehmen?
Ich würde es sinnvoll finden, wenn wir uns am Freitag, 16. Februar um 16.00 Uhr noch einmal gemeinsam treffen. Bis dahin innige und herzliche Grüße Karin

WA Jana
Hallo, ich bin morgen früh bei Irmtraud und werde das mit der Reduktion mit ihr besprechen. Würde mich bereit erklären, einen Plan zu erstellen. Wollte euch alle noch um eure Meinung bitten. Habe vom Wünschewagen erfahren, d. h., dass Rettungsdienste schwerkranken Menschen letzte Wünsche erfüllen. Sie z. Bsp. noch mal an die See oder auf einen Berg bringen. Würde versuchen, das in die Wege zu leiten. Was haltet ihr davon? LG Jana
Wir finden die Idee super. Die meisten von uns haben noch nie von einem Wünschewagen gehört. Das Fahrzeug wird vom ASB, dem Arbeitersamariterbund, angeboten und hat 23 Standorte in Deutschland.

Ehrenamtliche Fahrer, die alle eine medizinische Ausbildung haben, sind dabei im Einsatz. Eine Wunschmappe kann ausgefüllt werden. Eventuell benötigte Eintrittskarten werden organisiert. Auf Barrierefreiheit wird geachtet. Die Anmeldung sollte 4-5 Tage im Vorfeld stattfinden. Die Fahrt ist kostenlos.

Doch als Irmtraud von der Möglichkeit erfährt, noch einmal an einen ihrer Lieblingsorte gebracht zu werden, lehnt sie entschieden ab. Zu groß ist ihre Angst, sie könnte bei so einer Tour stürzen und sich etwas brechen.

Am Abend bekommen wir von Tanja ein Video von Storytastisch zugeschickt, mit folgendem Text

WA Tanja
Der Zug des Lebens (Verfasser unbekannt)
Das Leben ist wie eine Zugfahrt
mit all den Haltestellen, Umwegen und Unglücken.
Wie steigen ein, treffen unsere Eltern und denken,
dass sie immer mit uns reisen,
aber an irgendeiner Haltestelle werden sie aussteigen
und wir müssen unsere Reise ohne sie fortsetzen.
Doch es werden viele Passagiere in den Zug steigen,
unsere Geschwister, Cousins, Freunde,
sogar die Liebe unseres Lebens.
Viele werden aussteigen und eine große Leere hinterlassen.
Bei anderen werden wir gar nicht merken,
dass sie ausgestiegen sind.
Es ist eine Reise voller Freuden, Leid, Begrüßung und Abschied.
Die Herausforderung besteht darin:
Zu jedem eine gute Beziehung zu haben.
Das große Rätsel ist:
Wir wissen nie, an welcher Haltestelle wir aussteigen müssen.

Deshalb müssen wir leben, lieben,
verzeihen und immer das Beste geben!
Denn, wenn der Moment gekommen ist,
wo wir aussteigen müssen und unser Platz leer ist,
sollen nur schöne Gedanken an uns bleiben
und für immer im Zug des Lebens weiterreisen.
Ich wünsche dir, dass deine Reise
jeden Tag schöner wird,
du immer Liebe, Gesundheit, Erfolg und
Geld im Gepäck hast.
Vielen Dank an euch Passagiere,
im Zug meines Lebens!
Gute Reise!

Und darunter schreibt sie noch:
Ich danke euch allen, auch im Namen meiner Mutter,
für die tolle Unterstützung. Liebe Grüße Tanja

Es ist unglaublich, wie viele Informationen die einzelnen Frauen mit ins Team bringen. Gestern erfahre ich von der Existenz eines Wünschewagens, heute taucht der Begriff „Verhinderungspflege" auf. Was soll das denn sein?

WA Jana
Hallo, wollte euch allen mitteilen, dass es die Möglichkeit einer Verhinderungspflege gibt. D. h., wenn die eigentliche Pflegeperson (Tanja) nicht für die Mutter zur Verfügung steht, kann eine andere Person die Arbeit übernehmen. Dafür stehen maximal 2.400,- € zur Beantragung bereit. Laut dem letzten Stand darf pro erbrachter Stunde ein Entgelt in Höhe von 15,- € abgerechnet werden. Wir müssten hierfür betreffende Personen namentlich nennen, um einen Antrag einzureichen. Liebe Grüße Jana

So viel Bürokratie! Ich habe bisher zum Glück noch nichts damit zu tun gehabt. Trotzdem interessiert mich jetzt natürlich, ob jeder diese Verhinderungspflege beantragen kann und recherchiere im Internet. Dort lese ich:

Voraussetzung für den Anspruch auf Verhinderungspflege ist, dass die pflegebedürftige Person
– seit mindestens 6 Monaten häuslich gepflegt wird
– und mindestens Pflegegrad 2 hat.

Bei Pflegegrad 1 ist kein Antrag möglich. Sind beide Bedingungen erfüllt, übernimmt die Pflegekasse die Kosten für Ersatzpflege bis zu sechs Wochen (42 Tage) im Kalenderjahr.

Ich habe keine Ahnung, was für eine Pflegestufe Irmtraud hat. Bei meinem abendlichen Besuch erfahre ich „Pflegegrad 3". – In diesem Fall super! Das bedeutet zwar Arbeit für Michael. Aber von den vielen Kosten, die gerade entstehen, ist wenigstens ein Teil abgedeckt.

Noch etwas ist mir bisher irgendwie entgangen: zu all den privat organisierten Helferinnen kommt auch noch ein ambulanter katholischer Pflegedienst. Pflegekräfte helfen beim Ankleiden und Anziehen der Stützstrümpfe. – Aber der Pflegedienst ist nicht über Irmtrauds Vorhaben informiert! Darüber bin ich doch etwas verwundert. Irmtraud meint, sie weiß nicht, an wen sie sich wenden soll, weil das Personal ständig wechselt. Sie gibt mir die Telefonnummer vom Pflegeleiter, den ich anrufen soll. Ein weiteres Telefonat wurde heute von Jana geführt. Sie hat das Palliativnetz informiert. Dort wußte man durch die SAPV-Verordnung der Hausärztin schon von dem bevorstehenden Einsatz. Es gibt also auch bei uns in Deutschland noch eine reibungslos verlaufende Zusammenarbeit!

Der Pflegeleiter der katholischen Sozialstation ist nicht erreichbar. Nur der Anrufbeantworter schaltet sich ein. Ich nenne meinen Namen und die Telefonnummer. Ich melde mich im Namen von Frau Schneider, die demnächst mit Sterbefasten beginnen wird, und bitte um Rückruf.

Wichtiger Besuch! Dr. Fehlings vom Palliativnetz Freiburg kommt zu einer ersten Visite! Ein ausgesprochen sympathischer Arzt, der einen super netten, kompetenten Eindruck macht. Sehr liebevoll und einfühlsam spricht er mit Irmtraud. Dr. Fehlings findet ihren Entschluss und das große Helferinnenteam beeindruckend, gibt aber auch ganz klar zu verstehen, dass es völlig verständlich und in Ordnung sei, wenn sie ihr Vorhaben abbricht: „Ihre Freundinnen würden sicher auch zu einem späteren Zeitpunkt noch für Sie da sein." Irmtraud stellt sofort klar, dass ihr Entschluss unumstößlich ist.

Herr Dr. Fehlings oder auch seine Kollegin werden nun regelmäßig kommen. Unser Team wird in die Pflege eingeführt und uns wird erforderliches Material, Medikamente und auch Spritzen zur Verfügung gestellt. Diese dürfen wir bei Bedarf der demnächst Sterbenden verabreichen. Das Palliativnetz ist rund um die Uhr, 24 Stunden täglich, erreichbar. Jederzeit können wir anrufen, wenn es Fragen oder Schwierigkeiten geben sollte.

Das Kärtchen mit der Telefonnummer hängen wir, für alle gut sichtbar, an die Schlafzimmertüre. Gleich neben Irmtrauds Verfügung.

Die Last der Verantwortung fällt von mir ab! Ein Profi steht uns zur Seite! Einer, der weiß, was auf Irmtraud zukommen wird! Und dessen klare und ruhige Art eine Wohltat ist! Alles darf sein!

Kannst du dir vorstellen, wie erleichtert und glücklich ich bin, dass es diese Einrichtung gibt? Ich habe erlebt, wie schwer erkrankte Menschen, die noch weit vom Tod entfernt sind, an unserem Gesundheitssystem verzweifeln. Die nicht wissen, wo sie Hilfe bekommen können und wer die Kosten dafür übernimmt. – Und doch gibt es am Ende unseres Lebens so eine perfekt funktionierende „Auffangstation"! Das zu wissen, ist für mich eine außerordentlich große Beruhigung! Und du kennst den Weg dorthin jetzt auch! Vielleicht kann das für dich oder deine Familienangehörigen einmal sehr hilfreich sein!

Ein Tag ohne besondere Vorkommnisse.

Ich habe mittlerweile einen Haustürschlüssel für Irmtrauds Wohnung. Als ich am Abend kurz vorbeischaue, sitzt sie vor dem Fernseher und wirkt ruhig und ausgeglichen.

Heute früh erwischt mich eine kalte Dusche. Eine Pflegeberaterin der katholischen Sozialstation ruft mich wegen meiner Nachricht auf Band zurück und teilt mir mit: „Wir sind eine kirchliche Einrichtung und dem Leben verpflichtet. Wir haben bisher das Anliegen, Sterbefasten zu begleiten, abgelehnt. Für uns ist es wichtig, einen Notarzt rufen zu können, falls wir das für nötig erachten. Wenn das nicht gegeben ist, lehnen wir die weitere Pflege ab!"

Ich versuche tief durchzuatmen, ruhig und freundlich zu bleiben und antworte, dass der Tod am Ende eines Lebens doch ganz natürlich sei und dass Frau Schneider dank des medizinischen Fortschrittes und der Medikamente noch viele Jahre geschenkt wurden. Ich erkläre, dass sie aber jetzt bald zum Vollpflegefall werden würde und man diese Entscheidung doch respektieren müsse. Aber mit dieser Argumentation komme ich nicht durch. Ich bitte deshalb, noch mit dem Pflegeleiter sprechen zu dürfen. Aber der ist nicht im Haus.

Es ist Samstag. Nach dem Telefonat hole ich Irmtraud ab, um mit ihr zu laufen. Da ich sie nicht beunruhigen möchte, erzähle ich ihr vorläufig noch nichts von dem soeben geführten Telefonat. Ich werde noch den Rückruf des Pflegeleiters abwarten.

Wir gehen die immer gleiche Runde. Der übliche Stopp ist bei einer Parkbank, damit sie ihre Medikamente einnehmen kann. Ich erzähle ihr, dass ich jeden Tag von Albert Kitzler „Mass und Mitte", einen philosophischen Text, zugeschickt bekomme, und frage sie, ob ich ihr etwas vorlesen darf. Sie scheint darüber erfreut zu sein, ich hole mein Handy aus der Tasche und lese ihr vor:

„Übe dich im Sterben!

Epikur war der Auffassung, dass das Glück des Menschen in einer dauerhaften Seelenruhe bestehe, in einer inneren Ausgeglichenheit und Zufriedenheit mit sich selbst. Die größten Widersacher für einen solchen Zustand sah er im Schmerz, in unerfüllten Sehnsüchten und vor allem in den Ängsten der Menschen. Von den Ängsten aber sei die vor dem Tod die stärkste. Epikur fragte sich daher, wie der Mensch diese Angst überwinden könne. Er war der Ansicht, dass der Mensch mit der Überwindung dieser fundamentalen Angst auch zahlreichen anderen Ängsten den Boden entziehen würde. Daher empfahl er, „sich im Sterben zu üben", d. h. sich mit dem Gedanken von Tod und Vergänglichkeit so vertraut zu machen, dass der Tod als etwas völlig Natürliches seinen Schrecken verliert; sich stets bewusst zu sein, dass uns das Leben nur um den Preis des Todes geschenkt wurde, dass wir Freude nur angesichts der Vergänglichkeit von allem erleben können, dass der Tod der notwendige Preis unseres Glücks ist."

Irmtraud hört aufmerksam und interessiert zu. Als ich das Vorlesen beende, nickt sie und ist ganz still.

Heute Abend schaue ich nicht bei Irmtraud vorbei. Sie erwartet Besuch von einer Nachbarin, mit der sie Rummikub spielt.

Ich bin immer noch fassungslos wegen des gestrigen Telefonates und recherchiere mal wieder im Internet. Dort lese ich:

Die Deutsche Gesellschaft für Palliativmedizin hat bereits im Oktober 2019 ein Positionspapier herausgebracht. Darin heißt es „Freiwilliger Verzicht auf Essen und Trinken ist nicht als Suizid zu bewerten. Die Bundesärztekammer hält die Betreuung von Sterbefastenden für eine Palliative Aufgabe." – Genau so sehe ich das auch! Mit Schrecken entdecke ich aber auch diese Aussage:

„Sterbefasten gilt aus offizieller katholischer Sicht als Suizid und damit als Sünde. Es gibt auch Ärzte und Pfleger mit der Meinung, das Leben ist ein Geschenk Gottes und darf nicht vom Menschen selber beendet werden, sondern erst, wenn Gott einen holt."

In dieser Aussage steckt für mich ein riesiges Paradoxon. Wenn das Leben vom Menschen nicht selber beendet werden darf, dann darf es doch auch nicht von Menschen verlängert werden! So gesehen betrügt doch jeder Arzt Gott, wenn er lebensverlängernde Medikamente verschreibt, oder? Erinnerst du dich an die Mail von Irmtrauds Neurologen? Im Kontext steht da: „Ohne das Medikament kann die Patientin nicht mehr sprechen und nicht mehr schlucken. Sie wird letztlich am ganzen Körper einsteifen und sterben." So gesehen hätten also die Pharmaindustrie und die Ärzte Irmtraud noch ein paar Jahre geschenkt und nicht Gott! – Hier wäre es jetzt interessant zu wissen, wie du darüber denkst …

Irmtraud wäre sicher ohne die lebenserhaltenden Medikamente nicht mehr unter uns. So ist aus meiner Sicht das Sterbefasten kein Akt, um frühzeitig das Leben suizidal zu beenden.

Ich gehe davon aus, dass die Seele den klaren Impuls gibt, diesen Körper loszulassen, um wieder frei zu sein und durch den Tod in etwas Neues übergehen zu dürfen. Es sind so viele Berichte über Nahtoderfahrungen vorhanden, in denen beschrieben wird, „dass sich alles licht, hell und friedvoll angefühlt hat."

Aber was ist mit den Menschen, die das Sterbefasten wieder abbrechen? Es sind schließlich nur 75%, die den freiwilligen Verzicht auf Essen und Trinken durchhalten. Vielleicht ist bei den anderen die Seele noch nicht bereit, zu gehen. Vielleicht ist es eine reine Kopfentscheidung, vielleicht der Wunsch, niemanden zur Last zu fallen. Oder manche sind wütend darüber, sich nicht mehr alleine versorgen zu können. Ich glaube, da gibt es wirklich eine Schöpferkraft, egal ob wir sie „Gott", „die Quelle allen Seins", „das Universum" oder wie auch immer nennen, die uns da leitet.

Der Alltag nimmt seinen üblichen Lauf. Irmtraud wird umsorgt, bekocht und noch immer läuft sie – an der rechten Hand ihrer jeweiligen Begleiterin – ihre Obermattenbad-Runde. Innerhalb der Wohnung bewegt sie sich mit Hilfe ihres Rollators sehr vorsichtig und langsam. Um sie herum ist es gerade ruhig geworden. Aber in unserem Team nimmt das Thema Sterbefasten gerade großen Raum ein. Denn auf YouTube gibt es einen Film mit dem Titel „Sterben wie ich will – Mein Weg". Darin wird gezeigt, wie die todkranke Sabine Mehne, die 1957 geboren ist, durch Verzicht auf Essen und Trinken ihrem Leben ein Ende setzt. Im Gegensatz zu Irmtraud hat sie noch ihren Mann an der Seite. Aber auch sie hat ihr Ende schon lange im Vorfeld geplant. Der Großteil unseres Teams schaut sich die Dokumentation an und findet sie sehr beeindruckend und sehenswert.

Obwohl das Sterbefasten erst in zwölf Tagen beginnt, kommt auch heute wieder Dr. Fehlings vom Palliativnetz Freiburg zu Irmtraud zur Visite. Es ist eine große Runde, die ihn empfängt. Denn neben Tanja haben sich weitere sechs Frauen die Zeit genommen, dabei zu sein. Wie schon bei seinem ersten Besuch ist der Arzt beeindruckt, was seine Patientin noch alles auf die Beine stellt. Er weist noch einmal darauf hin, dass sie jederzeit von ihrem Vorhaben wieder Abstand nehmen kann, dass sie sich dafür nicht zu schämen braucht. – Der Mann kennt noch nicht den eisernen Willen dieser Frau! Und an uns gewandt erklärt er noch einmal, dass wir jederzeit anrufen können, falls irgendwelche Fragen auftauchen. Auch wenn er selber nicht zu sprechen sein sollte, sei immer eine kompetente Person für uns da.

WA Karin
Ihr Lieben! Wir treffen uns morgen um 16.00 Uhr. Wäre schön, wenn um diese Zeit schon alle da sind, um gemeinsam zu starten.

Ab dem 18. Februar fängt Irmtraud mit der Reduktionswoche an. Da schauen wir, wer das Kochen übernehmen kann.

Für die Zeit ab dem 26. Februar wäre es sicher gut, wenn wir schon einmal festlegen, wer wann zur Verfügung stehen könnte. Wie der Bedarf unserer Einsätze sein wird, sehen wir dann.

DANKE, dass es euch gibt! Für heute herzliche Grüße Karin

Der Tag bringt noch eine angenehme Überraschung: Der Leiter der katholischen Sozialstation ruft an. Sie sind bereit, Irmtraud weiterhin zu versorgen! Was für eine schöne Nachricht!

Alle sind pünktlich gekommen. Ich beobachte, wie Irmtraud von vielen der Frauen herzlich umarmt wird. Wir sitzen um den großen Esszimmertisch, der wieder liebevoll von Tanja gedeckt ist. Ich habe vor mir die Klangschale aufgebaut. Irmtraud, an ihrem Stammplatz in der Mitte, bedankt sich, dass wir alle bereit sind, sie zu begleiten.

Ich lade wieder zu einer Meditation ein, die ähnlich verläuft wie bei unserem ersten Treffen. Abschließend lese ich noch einen Segen vor, den eine verstorbene Wegbegleiterin, Margarethe Mader-Stiehl, aus einem Psalm umformuliert hat:

Segen

Ich lasse dich nicht fallen und verlasse dich nicht.
Ich bleibe bei dir in meiner Liebe.
Ich begleite dich, wohin du auch gehst.
Meine Liebe sei deine Kraft, meine Treue sei dein Schutz.
Meine Zärtlichkeit hülle dich ein,
und meine Sehnsucht komme dir entgegen.

Wenn du traurig bist, will ich dich trösten,
in deiner Unruhe lege ich meine Hand auf dich,
in deinem Schmerz küsse ich deine Wunde
und im Getrieben sein
gehe ich als Engel der Langsamkeit an deiner Seite.

Wenn Menschen dich verlachen, stärke ich dir den Rücken,
in deiner Einsamkeit nehme ich dich in meine Arme,
in deiner Sprachlosigkeit leihe ich dir meine Stimme
und wenn du gebeugt bist, richte ich dich auf
durch einen Blick der Liebe.

Wenn alles in dir erstarrt, schenke ich dir meine Wärme,
und wenn Sorgen dich drücken,
flüstere ich dir Worte der Zuversicht ins Ohr.
Füllt Gram deine Seele, will ich ihn vertreiben,
und meine Gegenwart möge dir Licht sein
in allem, was du tust.

Am Morgen weckt dich meine Sehnsucht,
und am Abend deckt meine Liebe dich zu;
schlafe ein in meinen Armen
Atem in Atem, Herz an Herz ...
Lausche, es schlägt für dich ...
durch die lange Nacht, an jedem neuen Tag.

Es herrscht eine wohltuende Stille im Raum, in die hinein ich meine Klangschale erklingen lasse und die Runde wieder zurück ins Tagesbewusstsein bringe. Irmtraud hat Tränen in den Augen. Im Verlauf der kommenden Tage werde ich ihr diesen Segen noch mehrmals vortragen.

Jetzt aber gilt es erst einmal, die kommenden Tage anzuschauen. Ich berichte, dass die katholische Sozialstation weiterhin kommen wird. Das entlastet. Ansonsten wäre Jana bereit gewesen, jeden Morgen zu kommen, um Irmtraud einzukleiden und die Stützstrümpfe anzuziehen.

Da wir alle nicht wissen, wieviel Hilfe ab welchem Zeitpunkt benötigt wird, sind wir uns schnell einig, noch keinen Einsatzplan zu erstellen. Aber jede von uns hat für Tanja aufgeschrieben, wann sie voraussichtlich die Möglichkeit hat, zu kommen. So kann sie bei Bedarf auf die Liste schauen und uns entsprechend anrufen. Regina möchte absolut zuverlässig sein und geht davon aus, dass sie an allen Tagen und Nächten, die sie aufgeschrieben hat, „Bereitschaftsdienst" hat und sich diese Zeiträume komplett freihält. (Da kommt die Hebamme durch!) Das braucht sie natürlich nicht! Wir sind so viele und unser Bestreben, füreinander da zu sein, ist absolut vorhanden! Bei mir kann es beispielsweise vorkommen, dass ich bei meinem Enkelkind einspringen muss, dass Freunde mich spontan treffen möchten oder Besuch kommt. Also: Take it easy!

Ines hat bereits ein Tage- und Übertragungsbuch angeschafft. DIN-A4 mit einem edlen Ledereinband.

Wir überlegen, was noch besorgt werden sollte:

Aconit Schmerzöl. Eine Lotion für die Haut. Ein Difusor (Luftbefeuchter) und ätherische Öle. Dann müssen wir noch testen, welche Eiswürfel wir zur Mundbefeuchtung für Irmtraud einfrieren. Und was für ein Öl oder Fett sie für Mund und Lippen mag. Vielleicht sollten wir auch ein Babyphone anschaffen, damit Irmtraud nachts Ines um Hilfe rufen kann, wenn das nötig sein sollte. Aber da hat Jana eine bessere Idee: Es gibt ein Gerät, dass bei Ines in die Steckdose kommt. Irmtraud hat einen Notknopf. Wenn sie den drückt, erschallt bei Ines „Kuckuck, Kuckuck". Das ist viel besser als ein Babyphone! Denn da würde ja jedes Geräusch übertragen werden!

Dann kommen wir noch auf Musik zu sprechen. Da weiß Irmtraud schon, dass sie gerne Mozart und Bach hören möchte. Ich gebe noch zu Bedenken, dass sie wohl in voraussehbarer Zeit zu schwach sein wird, um eigenständig ins Wohnzimmer zu gelangen. „Dann besorge ich einen Rollstuhl! Muss ich nur mit meiner Chefin besprechen. Ist sicher kein Problem!" meldet sich Ines zu Wort.

Wir machen eine Begehung des Schlafzimmers. Momentan sieht es hier noch etwas chaotisch aus. Wir denken darüber nach, was es braucht, damit sich jede von uns zurechtfindet. Tanja schlägt vor, noch einen Tisch aufzustellen. Und Boxen einzurichten für die verschiedenen Bereiche wie Mundhygiene, Medikamente (mit Anleitung und Auflistung, was im Kühlschrank untergebracht ist), Diffusor mit verschiedenen Ölen und Körperpflege. – Das klingt gut! Gerne nehmen wir dieses Angebot an! Und ich sehe, dass wir ganz schön aufgeschmissen wären, wenn Tanja nicht ihr Herz geöffnet hätte, um ihrer Mutter und auch uns beizustehen.

Abschließend wird noch der voraussichtliche Essensplan für die Reduktionswoche besprochen und festgelegt, wer an welchen Tagen für Irmtraud kocht. Unser Team ist gut eingespielt!

Eine gute Freundin von mir ist Heilpraktikerin und Homöopathin. Ihr berichte ich von den Plänen meiner Nachbarin. Sie lässt sich die Sterbewillige genau beschreiben und schlägt vor, eine Bach-Blüten-Mischung zur Begleitung für den Übergang herzustellen. Das muss ich natürlich erst mit Irmtraud besprechen. Ich kann überhaupt nicht einschätzen, wie sie darauf reagiert. Zu meiner Überraschung ist sie total aufgeschlossen und bittet mich darum, die Mischung für sie in Auftrag zu geben (siehe Seite 143).

Morgen beginnt die Reduktionswoche. Davor möchte ich dir aber gerne noch die SAPV vorstellen, denn sie wird ab jetzt eine wichtige Rolle für uns spielen.

SAPV –
Spezialisierte Ambulante Palliativversorgung

Ich habe dir ja schon sehr begeistert davon berichtet, wie unglaublich dankbar ich bin, dass die Hausärztin für diese wunderbare Palliativversorgung ein Rezept ausgestellt hat. Der Landesverband SAPV Bayern erklärt genau, was darunter zu verstehen ist. Das möchte ich an dieser Stelle gerne mit dir teilen:

„Die spezialisierte ambulante Palliativversorgung hat das Ziel, Lebensqualität und Selbstbestimmung schwerstkranker Menschen zu erhalten, zu fördern und zu verbessern und ihnen damit ein menschenwürdiges Leben bis zum Tod in ihrer häuslichen Umgebung zu ermöglichen. Krankenhauseinweisungen sollen nach Möglichkeit vermieden werden. Die komplexen Symptome und das Leiden der Patienten sollen gemäß den Grundsätzen von Palliative Care gelindert oder behoben werden. Die Versorgung erfolgt in Absprache mit den Betroffenen selbst und/oder ihren Angehörigen im Sinne des vom Patienten geäußerten Willens.

Um dies zu erreichen, bedarf es einer besonderen Fachkompetenz in der Versorgung Schwerkranker und Sterbender. Daher arbeiten in den SAPV-Teams speziell ausgebildete Ärzte sowie Pflegekräfte interdisziplinär zusammen. Weitere Berufsgruppen, wie z. B. Sozialpädagogen, Seelsorger sowie auch ehrenamtliche Hospizbegleiter werden je nach Bedarf hinzugezogen und komplettieren so das multidisziplinäre, individuell auf die Belange des Patienten abgestimmte Team. Angehörige und Freunde, also das soziale Umfeld, werden in die Versorgung mit einbezogen und erfahren ebenfalls Hilfe und Unterstützung."

Und hier noch eine kleine Zusammenfassung:

Spezialisierte →	ein qualifiziertes Team
Ambulante →	wir kommen zu dir nach Hause
Palliative →	Betreuung in einer Krisensituation
Versorgung →	Medizinische, pflegerische sowie psychosoziale Beratung und Begleitung

Im Notfall erreichbar:
• 24 Stunden am Tag
• 7 Tage in der Woche
• 365 Tage im Jahr

Während ich diese Zeilen schreibe, wird mir bewusst, dass es keine Selbstverständlichkeit ist, wie Irmtraud zu Hause sterben zu können. Wie mag es sterbenskranken Menschen ergehen, die keine Kinder oder keinen Partner haben? Keine finanziellen Ressourcen? Kein zur Verfügung stehendes Helferteam? Oder einfach nur eine kleine Wohnung, in der für eine betreuende Person kein Platz vorhanden ist? Da brauchst du neben der SAPV noch weitere Hilfe. Solltest du dich in einer solchen Situation befinden, bitte nicht verzweifeln! Da bietet der „Wegweiser der Deutschen Gesellschaft für Palliativmedizin" gut annehmbare Alternativen an (siehe Seite 134).

Reduktionswoche – Vorbereitung auf das Sterbefasten

18.–25.2.2024

Die Entlastungstage helfen dabei, den üblichen Appetit zu zügeln und das Hungergefühl zu mildern. So wird der Einstieg in das Sterbefasten erleichtert, denn dem Körper werden schon weniger Kalorien zur Verfügung gestellt. Das Hungergefühl wird dadurch reduziert und Körper und Geist können sich so auf die Endphase einstellen.

Jana, Elisabeth und Maria haben sich bereit erklärt, abwechselnd in dieser Woche zu kochen. Die Reduktionskost besteht hauptsächlich aus Suppen, gedünstetem Gemüse mit Reis oder Kartoffeln, wobei sich Irmtraud von Jana noch einmal Quarkklöschen wünscht. Es ist ein eigenes Rezept von ihr und sie genießt dieses Essen in vollen Zügen und schwärmt auch am Abend noch davon. Im Internet schaut sie sich Vorschläge an (www.ndr.de/ratgeber/kochen/rezepte/Rezepte-fuer-Entlastungstage), was noch so alles möglich ist, und freut sich, dass sie auf ihren geliebten Salat noch nicht verzichten muss. Obst isst sie nur noch wenig, nimmt aber viel Flüssigkeit zu sich und auch noch alle Medikamente. Allerdings muss sie ab sofort dem Kuchen, den Keksen und der Schokolade entsagen. Auch Alkohol ist tabu, aber das ist für sie kein Thema.

Irmtraud wird von allen verwöhnt und noch regelmäßig zum Spaziergang abgeholt. Es ist aber offensichtlich, dass ihre Angst, zu stürzen, größer wird. Und die Bewegungen werden tatsächlich immer unsicherer und langsamer. Wie du schon weißt, hatte sie von ihrer Wohnung ins Erdgeschoss einen Treppenlift legen lassen. Aber die Außentreppe mit neun Stufen wird mühselig ohne Ende. Sie klammert sich am Geländer fest und rückwärts wird Stufe um Stufe bewältigt. Was für ein Kraftakt!

Nach dem Spaziergang – es ist jetzt immer die gleiche Runde über das Obermattenbad und wieder zurück – von ihr als „Badrunde" bezeichnet, ist sie sichtlich erschöpft. Auch hier sind die Außentreppen eine ziemliche Strapaze und es dauert, bis sie endlich ihren Treppenlift erreicht.

Tanja hat aus einer „zu verschenken" Kiste zwei Bücher mitgebracht, die auf Irmtrauds Wohnzimmertisch liegen. Der „Zufall" will es, dass eines davon „Dienstags bei Morrie" von Mitch Albom ist. Ich habe dieses Buch vor vielen Jahren gelesen. Ich fand es total bewegend, anrührend und wunderschön. Das Buch basiert auf der wahren Geschichte des an unheilbarer amyotropher Lateralsklerose erkrankten Soziologieprofessors Morrie Schwartz und seiner Beziehung zu seinem Studenten Mitch Albom. Das Buch beschreibt die Lektionen des Lebens, die Albom von seinem sterbenden Professor lernt. Der ist ein unglaublich gebender, positiver Mensch, obwohl seine Erkrankung zunehmend die Muskeln lähmt und ihn mit jedem Tag mehr einschränkt.

Ich empfehle Irmtraud dringend, dieses Buch zu lesen, ohne zu ahnen, dass es noch eine wichtige Rolle spielen wird.

Irmtraud beginnt, Dinge zu verschenken. So erhält beispielsweise Maria einen Seidenschal, der eine Geschichte hat, denn er stammt von Irmtrauds Vater. Elisabeth benutzt noch Stofftaschentücher. Also erhält sie einen ganzen Stapel spitzenumhäkelter Taschentücher. Ines, die großen Wert auf ihre Kleidung legt, freut sich über ein farbenfrohes Oberteil. Jana ist ganz berührt, weil sie einen wunderschönen Engel von Wendt & Kühn und Irmtrauds Silberbesteck vermacht bekommt. Ich erhalte neben einer Glasschale und einem von ihr bemalten Seidentuch auch noch einen ganzen Satz original Dresdner Handpuppen. Darüber freue ich mich riesig! Die werden bald ihren Weg zu meinem Enkelkind finden!

Die Vorbereitungen für die finalen Fastenwochen sind im vollen Gange. Zur Mundbefeuchtung wollen wir Getränke einfrieren. An einem Vormittag bringe ich meine Eiswürfelform aus Silikon mit. Es sind allerdings keine Würfel, sondern Herzen. Dazu habe ich einen Milde-Minze-Tee aus dem Bioladen zubereitet, Zitronenwasser sowie Wasser mit etwas Apfelsaft. Diese Flüssigkeiten gieße ich in die einzelnen Abteilungen. Allerdings befülle ich die Herzformen nur zu einem Drittel, damit die Eisstücke nicht zu groß werden. Und stelle das ganze schon einmal ins Gefrierfach. Außerdem wird noch ein Seidenschal in ca. 20 x 20 cm große Stücke zerschnitten und Schnüre werden zum Zubinden dazugelegt.

Nachmittags binde ich einen Eiswürfel in eines der zugeschnittenen Seidentüchlein und Irmtraud testet, ob das so gut ist. Im Laufe der nächsten Stunden lasse ich sie die verschiedenen Geschmacksrichtungen durchprobieren. Der eingefrorene Pfefferminztee ist eindeutig ihr Favorit. Die „Säckchen" funktionieren super, wie Lutscher. Sie nuckelt daran. Wenn es zu kalt wird, legt sie eine kleine Pause ein, um dann wieder erneut am Eis zu saugen. Wie einfach! Wir freuen uns, wie unkompliziert das funktioniert! (Deshalb an dieser

Stelle auch noch ein kleiner Tipp: Herkömmliche Eiswürfelformen sind zu starr. Es braucht ewig, bis man die Eiswürfel herauslösen kann. Deshalb unbedingt eine Form aus Silikon benutzen!)

Der Palliativdienst wird noch Lippenbalsam und Mundspray besorgen.

Ich habe für die Lippenpflege noch Manukahonig mit Butter im Verhältnis 2:1 verrührt. Damit kann dann auch die Mundhöhle befeuchtet werden. Allerdings erst ab dem vierten Fastentag. In den ersten drei Tagen soll man auf Süßes und Zucker total verzichten. Auch die eingefrorene Apfelschorle müsste noch warten.

Am 21. Februar habe ich das Gefühl, Irmtraud wird schwächer. Ihr „Zitterbein" ist ganz kalt und ihr Schlaf gestört. Dr. Fehlings kommt vorbei und alle, die von unserem Team da sind, werden über die Wirkungsweise der verschiedenen Medikamente unterrichtet, die er uns dalässt:

Morphin (blau gekennzeichnet)
    bei Schmerzen und Atemnot
Midazolam (orange gekennzeichnet)
    bei Unruhe, Angst, Atemnot

Es sind Einmalspritzen, die gut gekennzeichnet sind: Morphin blau, Midazolam orange, die subkutan verabreicht werden.

Einmalhandschuhe, Desinfektionsmittel, Tupfer und Pflaster sind ebenfalls vorhanden. Wenn es also notwendig wird, eine Spritze zu geben, wird desinfiziert, auf dem Bauch die Haut mit einer Hand zu einer Falte zusammengezogen und in diese Falte wird die Nadel senkrecht eingestochen. Man sollte die Flüssigkeit langsam spritzen, noch ein paar Sekunden warten, die Nadel herausziehen und die Einstichstelle mit einem Tupfer abdrücken.

Es gibt noch ein weiteres Mittel, dass in Irmtrauds Fall aber weggelassen wird, weil es die Parkinson-Symptome verstärkt: Haloperidol. Das wird normalerweise bei Übelkeit und Verwirrtheit eingesetzt.

Am Samstag, 24.2.2024 verlässt Irmtraud mit Unterstützung von Monika und Ines ein letztes Mal das Haus. Sie macht noch einmal einen Spaziergang durch ihren Garten. Und spürt die schwindenden Kräfte. Die Sonne scheint. Sie weint. – Abschiedsschmerz.

Heute, Sonntag 25.2.2024 ist der letzte Reduktionstag. Bisher war ich täglich bei Irmtraud. Das wird sich im Laufe des Sterbefastens ändern. Denn gegen Ende wird sie hauptsächlich von Tochter Tanja umsorgt. Und von Ines, der Mitbewohnerin im Haus, von der sie liebevoll „Irmchen" genannt wird.

Vielleicht erinnerst du dich, dass vor dem Fastenbeginn abgeführt werden muss. Dafür nimmt Irmtraud am heutigen Abend 14 Laxoberal Tropfen ein, bevor sie von Tanja bettfertig gemacht wird.

Vorschau

Es wird 16 Tage dauern, bis Irmtraud ihr Endziel erreicht. Nur die letzten vier Tage auf dem Weg dorthin ist sie bettlägerig. Davor gibt es in ihren letzten Tagen viele Dinge, die sich wiederholen. Um das nicht täglich zu beschreiben, gebe ich dir hierüber gerne eine Übersicht:

Jeden Morgen kommt der Pflegedienst oder jemand aus unserem Team. Irmtraud steht auf. Ihr wird beim Waschen und Anziehen geholfen. Vor allem bei den Stützstrümpfen. Anschließend geht es mit Rollator – zum Schluss mit dem Rollstuhl – ins Wohnzimmer. Dort nimmt sie ihren Lieblingsplatz ein, ihren Ohrensessel am Fenster. Tochter Tanja kommt, um nach ihr zu schauen. Auf dem Wohnzimmertisch befinden sich in erreichbarer Nähe ihr Lippenbalsam und das Bachblütenspray, die Tageszeitung und Bücher.

Irmtraud genießt es, umsorgt zu werden. Mit kleinen Pausen ist von unserem Team immer jemand da und begleitet sie. Mit eiserner Disziplin wird weiterhin die Gymnastik durchgeführt. Dafür verlässt sie ihren Sessel und begibt sich ins Esszimmer. Sich am Tisch festhaltend, werden Bewegungs- und Dehnübungen gemacht. Bis abschließend die Füße in Einsatz kommen: Hacke-Spitze, Hacke-Spitze, Hacke-Spitze ... Auch als die Kräfte nachlassen, besteht sie auf ihre Gymnastik. Im Sessel sitzend bewegt eine von uns ihre Hände und ihre Füße und in Gedanken erklimmt sie Berge.

Täglich wird Irmtraud massiert, oft mehrfach. Vor allem Arme und Hände sowie Unterschenkel und Füße. Im rechten Bein verspürt sie immer wieder Schmerzen. Über den Tag verteilt – aber immer pünktlich zur gleichen Uhrzeit – werden ihr die Isicom-Tabletten zur Einnahme gereicht. Dazwischen erhält sie auf Verlangen immer wieder in Seidentücher eingebundene Eisherzen zum Lutschen. Damit wird der Mund befeuchtet und Durst gestillt. Um das Austrocknen zu vermeiden, werden Einmal-Schaumstoff-Mundpflegestäbchen in das Gemisch aus Manukahonig und Butter getunkt und die Mundhöhle wird damit eingerieben. Das wird abwechselnd auch mit einem Milde-Minze-Tee gemacht. Oft verlangt Irmtraud auch das Sprühfläschchen mit der Bachblütenmischung. Für die Lippenpflege mag sie am liebsten den Propolis-Lippenstift.

Am Nachmittag hält sie ein Schläfchen. Aber nie im Bett! Immer auf ihrem elektrisch verstellbaren Sessel, der zusehends von uns bedient wird.

Zum Pipimachen stellen wir den Toilettenstuhl neben den Sessel, helfen ihr auf, machen sie unten herum frei und unterstützen sie darin, sich umzudrehen (was wegen der Parkinson-Erkrankung nur noch im Schneckentempo geht) und sich darauf zu setzen. Nach dem Abputzen dann das gleiche Prozedere in umgekehrter Reihenfolge.

Absolut nicht zu vergessen ist die Nachtpflege. Bevor es zum Schlafen geht, werden Gesicht und Hals mit feuchten, warmen Kompressen behandelt und anschließend mit speziellen Cremes sanft massiert. Um die Augen kommt eine Salbe, die in einer genau von ihr angegebenen Richtung und mit zartem Druck aufgetragen werden muss. Dieses Procedere kann sich leicht über eine halbe Stunde hinziehen und wird zumeist von Ines liebevoll übernommen.

Zwischen 22.00 und 23.00 Uhr geht es – nach Zähneputzen, ausziehen, Nachthemd anziehen – dann ins Bett. Sie wünscht sich verschiedene kleine Kissen unter bestimmte Körperteile. Wenn Irmtraud gut gelagert ist, stellt eine von uns oft noch den Diffusor zur Luftbefeuchtung ein. Je nach Bedarf mit ein paar Tropfen ätherischen Ölen wie Lavendel, Eukalyptus oder Pfefferminze. Der Notruf („Kuckuck") zu Ines wird aktiviert und eine „gute Nacht" gewünscht.

Es gibt noch etwas anderes, was sich wiederholen und zu einem wunderschönen Ritual herauskristallisiert wird. Irmtraud hat das Buch „Dienstags bei Morrie" von Mitch Albom gelesen. Das muss sie sehr berührt haben. Jeden Morgen, wenn Tanja nach oben kommt, setzt sie sich zu ihrer Mutter und Irmtraud diktiert ihrer Tochter die „Lehren des Lebens". Tanja stellt mir ihre Aufschriebe zur Verfügung, die ich wörtlich von ihr übernehme.

Der Verlauf
des Sterbefastens

1. Tag, 26.2.2024

Lehre Nr. 1
Lebe nicht am Leben vorbei!

Am Vormittag schaue ich bei Irmtraud vorbei. Sie empfängt mich in ihrem Sessel sitzend mit einem schelmischen Grinsen und meint: „Die Wette gilt!".

Ab heute verzichtet sie komplett auf Nahrung. Wasser nimmt sie nur zur Einnahme ihrer Isicom-Medikamente zu sich, das wie beschrieben fünfmal am Tag. Dabei trinkt sie nicht mehr aus dem Glas, sondern wird ab sofort immer einen Strohhalm benutzen. Wie schon berichtet kommen so rund 250 ml Flüssigkeit am Tag zusammen, zusätzlich noch etwas mehr durch die eingefrorenen Eisherzen.

Nachmittags ist Ines bei Irmchen und es kommt zu einem „Prosit" der ganz besonderen Art: Die beiden stoßen an, Ines mit einem Glas Apfelsaft, Irmtraud mit einem Eisherz. Ines meint: „Auf die Erklimmung des Gipfels!"

Dr. Fehlings stattet unangemeldet einen Besuch ab. Er möchte einfach nur kurz nach seiner Patientin schauen. Wie lieb! Alles ist in Ordnung. Irmtraud hat weder Durst noch Hunger. Das Abführmittel hat seine

Wirkung gezeigt und sie ist klar und ruhig. Nur der rechte Fuß macht zusehends Beschwerden. Aber da steht Ines sofort zur Stelle und gibt eine wohltuende Fußmassage.

Ich mache mir Gedanken, ob zum Einstieg des Sterbefastens ein Abschiedsritual hilfreich sein könnte. Ich halte das für sinnvoll, bereite mich drauf vor und gehe am Abend noch einmal zu Irmtraud. Und bin etwas geschockt: Sie sitzt mit Tanja vor dem Fernseher! Damit hatte ich absolut nicht gerechnet! In meinen Vorstellungen beginnt jetzt eine sehr besondere Zeit, die doch bitte entsprechend gestaltet werden sollte! – Da muss ich mit meinen Vorstellungen und Erwartungen ganz schön zurückrudern! Auch dieses Beisammensein kann für die beiden vielleicht etwas ganz Wertvolles sein! So ziehe ich mich schnell zurück. Ines kommt später noch einmal. Und vor dem ins Bett gehen ziehen Ines und Tanja gemeinsam parallel die Stützstrümpfe von Irmtraud aus. Das muss für alle sehr erheiternd gewesen sein.

In der Nacht liege ich noch lange wach und ein Bild taucht vor meinen Augen auf, bestimmt hervorgerufen durch die Bemerkung „Auf das Erklimmen des Gipfels".

Ja, Irmtraud ist die Gipfelstürmerin. Wir sind die Sherpas. Sie erklimmt den Mount Everest und ist die Protagonistin. Wir sind die stets freundlichen Nebendarsteller, die dafür sorgen, dass sie gut an ihr Ziel kommt. Wir geben ihr unsere Fürsorge und unsere Zeit. Was immer sie verlangt, stellen wir ihr zur Verfügung. – Und ich bete darum, dass sie ihr Ziel ohne große Schmerzen und mit innerer Freude erreichen möge.

Lehre Nr. 2
Essen ist etwas Wunderbares.
Es ist köstlich,
jeden Bissen zu genießen.

Ich habe noch einmal Milde-Minze-Tee zubereitet, den ich in kleine Fläschchen fülle, beschrifte und bei Irmtraud in den Kühlschrank stelle. Dabei fülle ich auch gleich die Eisherzen-Förmchen auf.

Irmtraud wird schwächer, kann aber nachts gut schlafen und am Morgen noch selbstständig aus dem Bett aufstehen.

Was mich irritiert:

Wir hatten letzten Freitag vereinbart, dass im Schlafzimmer ein Tisch aufgestellt wird mit allen Hilfsmitteln, sortiert nach Mundpflege, Körperpflege (inklusive Höschenwindeln und Einmal-Bettunterlagen) sowie das Medikament Isicom und die Notfallspritzen mit dem dazugehörigen Material. Da steht aber noch nichts. In der ganzen Wohnung sind Sachen verteilt. Ich spreche Irmtraud darauf an und biete meine Hilfe für den Aufbau an. Tanja verdreht nur die Augen und Irmtraud meint, sie möchte keine Veränderung in ihrem Schlafzimmer! Schöne Bescherung! Ich erkläre ihr, dass es für uns Begleiterinnen wichtig ist, den Überblick zu haben und wir in dem uns bevorstehenden Prozess auch ein Geborgenheitsgefühl brauchen. Ich spüre auch Verantwortung für die Frauen, die „mit im Boot" sitzen.

Am Abend sitzt Tanja bei ihrer Mutter. Sie hat ihr Adressbuch aufgeschlagen und gemeinsam wird geschaut, wem nach Irmtrauds Ableben eine Trauerkarte mit der Benachrichtigung über ihren Tod zugeschickt werden soll.

Lehre Nr. 3
Man sollte seine Gefühle zeigen.
Schäme dich nicht,
wenn du weinst und traurig bist.

Auch am 3. Tag geht es Irmtraud noch richtig gut. Es fällt ihr kein bisschen schwer, auf Essen und Trinken zu verzichten. Sie nimmt neben dem Wasser zur Tabletteneinnahme noch ca. 60 ml Minzetee in Form von Eisherzen zu sich. Sie steht wie immer selbstständig auf, eine Mitarbeiterin von der katholischen Sozialstation hilft ihr, die Strümpfe anzuziehen und sich fertig zu machen.

Am Nachmittag spielt sie – wie jeden Mittwoch – mit einer Nachbarin Rummikub.

Die Mitspielerin lässt sich seit Jahren auf die von Irmtraud vorgegebenen Sonderspielregeln ein. So zählt ein Joker, egal an welcher Stelle er eingesetzt wird, immer 20 Punkte. Die Nachbarin gewinnt. Zu mir gewandt meint Irmtraud: „Ich habe fast gewonnen!". Wie das wieder zu ihr passt! Verlieren gibt es nicht!

Die beiden verabschieden sich, als ob das Leben ewig weitergeht. Wieder so eine Sache, die in meinen Augen doch anders ablaufen müsste. Dann muss ich innerlich schmunzeln. Habe ich in der Vergangenheit doch einiges an Geld ausgegeben, um ein Leben im „Hier und Jetzt" führen zu lernen. Texte von Eckhardt Tolle, Thich Nhat Hanh, Jon Kabat-Zinn und wie sie alle heißen gelesen. Sie alle betonen, wie wichtig ein Leben im JETZT, in der Präsenz ist. Es ist der wichtigste Moment. Denn die Vergangenheit ist vorüber. Das Morgen noch nicht da. – Ich habe gerade wieder eine Lektion gelernt!

Am Abend geht Irmtraud noch – mit Unterstützung von Jana – in die Badewanne. Da Jana nicht sicher ist, ob sie es schafft, Irmtraud alleine aus der Wanne herauszuhelfen, wird der „Kuckuck" aktiviert und einen Stock höher zu Ines gelegt. So kann sie bei Bedarf „angefunkt" werden, um zu helfen. Aber das ist nicht nötig!

Lehre Nr. 4
Tritt einen Schritt zurück, schau auf dein Leben
und frage dich:
War das jetzt alles?
Habe ich mir meine Wünsche und Träume erfüllt?
Wenn nicht:
Es ist nie zu spät zu versuchen, sie zu erfüllen.

Irmtraud hat erstmals nicht gut geschlafen. Die „abgerissene Schulter" schmerzt und die Augen sind leicht entzündet. Als ich eintreffe, sitzt sie lesend in ihrem Sessel. Sie macht auf mich einen etwas müden, aber zufriedenen Eindruck. Sie kann immer noch alleine aus ihrem Sessel aufstehen und sich – wenn auch mühsam – mit ihrem Rollator vorwärts bewegen.

Ich werde von Elisabeth abgelöst. Sie hat ihre Seelenbilder mitgebracht, die sie mit Irmtraud gemeinsam anschaut. Auch sorgt sie für das leibliche Wohl. Nachmittags gibt es ein Kaffee-Eisherz und später noch ein „Leckerli": ein Herzchen mit Grapefruit-Geschmack. Welch ein Genuss!

Auch eine Hand-, Rücken- und Gesichtsmassage werden dankend angenommen. Irmtraud erfreut sich an dem wunderbaren Verwöhn-Programm. Tanja und Enkel Daniel kommen noch dazu. Es entsteht eine rege Unterhaltung und Irmtraud lauscht den Erzählungen.

Das Abendprogramm „Körperpflege" ist angesagt und Irmtraud ist es wichtig, dass Tanja das übernimmt. Elisabeth, die dem ganzen beiwohnt, ist erstaunt wie total fit Irmtraud noch ist, wieviel Energie und was für einen Willen sie hat. Irmtraud gibt Tanja genaue Anweisungen, mit welcher Sorgfalt und in welcher Reihenfolge sie die Körper- und Gesichtspflege an ihr vorzunehmen hat.

Und hier einmal das gesamte Abendprogramm als Übersicht:

- Drei Körnerkissen werden im Backofen 20 Minuten lang erwärmt
- Augenlidcreme wird aufgetragen
- Das Gesicht mit einer speziellen Hafer-Creme einmassiert
- Die Nasencreme Apanorm wird aus dem Kühlschrank geholt und einmassiert
- Mit einer Bürste werden juckende Körperstellen behandelt und anschließend mit Pflegecreme eingecremt
- Für die Lippen wird der Propolis Pflegestift bereitgelegt
- Pants werden angezogen (nur für die Nacht!)
- Lippen werden mit Alfason Repair Spezialcreme eingecremt
- Lagerungskissen für Körper müssen in die richtige Position gebracht werden
- Fußrolle (längliches Kissen) wird installiert, damit die Fersen frei liegen

Und gegen die Mundtrockenheit gibt es gleich eine ganze Palette von angewendeten Hilfsmitteln:

- Mundpflegestäbchen
- Mundpflegeöl
- Mundpflegespray
- Gefrorene, in ein Seidentuch eingebundene Eisherzen
- Bachblütenmischung (Spray)
- Butter- und Manukahonigmischung

Erstmals möchte Irmtraud diese Nacht nicht alleine bleiben. Elisabeth übernachtet bei ihr im Nebenzimmer.

Lehre Nr. 5
Achtsamkeit.
Sei achtsam mit dir,
nehme dich wichtig.
Du bist wichtig.
Tu dir Gutes!
Wenn es dir gut geht,
geht es auch deiner Umgebung gut.

Das Verhältnis zwischen Ines, Tanja und ihrer Mutter wird immer vertrauter und enger. Als Ines erfährt, dass Tanja jeden Morgen eine Lebensweisheit von ihrer Mutter erhält und diese aufschreibt, ist sie total gerührt und meint: „Was für ein wundervolles Geschenk!"

Elisabeth berichtet, dass die Nacht etwas unruhig war. Bei Irmtraud hat sich immer wieder Schleim gebildet. Ihn loszuwerden ist für sie eine große Anstrengung.

Um 11.00 Uhr kommt Dr. Fehlings. Er zeigt sich sehr beeindruckt von dem bisherigen Verlauf. Irmtraud berichtet, dass sich ihr Körper oft taub anfühlt, ihre Augen tränen und ihr rechter Fuß immer kalt ist. Der Arzt empfiehlt, statt einer Wärmflasche lieber Kirschkern- oder Körnerkissen zu verwenden.

Tanja wechselt alle drei Tage bei ihrer Mutter das Morphium Pflaster. Davon höre ich heute zum ersten Mal. Dr. Fehlings meint, dass die Stärke erhöht werden sollte. Von 35 µg/h auf 50 µg/h. Und wir bekommen noch eine wichtige Information: Wenn das Morphium-Pflaster aufgeklebt wird, dauert es sechs Stunden, bis die Wirkung eintritt. Bei den Spritzen, die subkutan in die Bauchdecke oder den Oberschenkel injiziert werden, dauert es nur 30 Minuten bis die Wirkung einsetzt. Wenn also spontan starke Schmerzen auftreten sollten, wäre die Verabreichung von Spritzen die bessere Lösung.

Maria fertigt kunstvolle Collagen an. Diese bringt sie heute mit und Irmtraud ist begeistert. Am meisten freut es sie, dass Tanja alles mit anschaut und auch völlig davon angetan ist.

Um 15.00 Uhr trifft sich das gesamte „Team Irmtraud". Am Vormittag ist noch nicht klar, ob die Versammlung von neun Frauen für Irmtraud nicht eine zu große Belastung wird. Aber Irmtraud wird es nicht zu viel! Wir sitzen wieder alle um den großen ausgezogenen Esstisch in ihrer Wohnung. Nur Regina fehlt, sie ist krank, bittet aber, über den heutigen Nachmittag informiert zu werden. Tanja, Ines und ich berichten abwechselnd von den Ereignissen der letzten Tage. Dann leite ich wieder eine Meditation an. Ich hatte Irmtraud im Vorfeld gefragt, ob sie das denn überhaupt möchte. Die Antwort: „Ich bitte darum!". Darüber bin ich sehr glücklich! Hatte ich doch in der Vergangenheit bemerkt, dass Gespräche über Spiritualität oder das Jenseits fast unerwünscht schienen. Aber auf diesem Weg gibt mir Irmtraud die Möglichkeit, sie auch auf feinstofflicher Ebene in einen Mantel der Geborgenheit zu hüllen. Und natürlich hoffe ich, dass dieses Ritual auch unserem Team gut tun möge.

Und so schlage ich meine Klangschale an. Nachdem sie verklungen ist, beginne ich zu sprechen:

Danke, dass wir wieder alle versammelt sind.
Schön, dass du da bist!
Wenn es für dich hilfreich ist, schließe gerne deine Augen.
Komme ganz im Hier und Jetzt an.
Lass alle Tageseindrücke draußen vor der Tür.
Sei präsent, stille Beobachterin deiner Selbst.

Und dann geh mit deiner Aufmerksamkeit zu deinen Füßen.
Spüre über deine Fußsohlen die Verbindung zum Boden.
Du wirst getragen von Mutter Erde.
Du brauchst im Moment nichts zu tun, kannst loslassen.

Eine Welle des Friedens durchströmt dich
von deinen Füßen aufsteigend,
durch den ganzen Körper
- über deine Beine
- durch den Bauch-Becken-Bereich
- über dein weit geöffnetes Herz
- den Brustbereich
- bis zu deinem Kopf.

Schau, ob deine Kopfhaut entspannt ist und auch deine Stirn.
Ohne zu bewerten. Einfach nur fühlen.

Stell dir vor, du hast eine Krone aus Licht auf deinem Kopf.
Und über diese Krone bist du verbunden mit dem Himmel.
Du, der Mensch, eingebunden zwischen Himmel und Erde,
behütet und beschützt, vom Anfang bis in alle Ewigkeit.
Du hast dein Herz geöffnet und lauschst den folgenden Worten.
Spür, was sie mit dir machen, ohne zu bewerten:

Du bist ein geistiges Wesen
mit einem menschlichen Körper.
Du hast dich entschieden, auf diese Welt zu kommen
um Erfahrungen zu machen.
Mit deinem Tod streifst du nur deine Hülle ab.
Es ist wie eine Geburt.

Der Verlauf des Sterbefastens

Jetzt gehst du zurück ins Licht.

Irmtraud befindet sich bereits auf der „Regenbogen-brücke".
Sie wird bald die Ebenen wechseln.
Möge sie voller Zuversicht, Frieden und Liebe sein.
Mögen die Segenswünsche sie begleiten,
die sie bei unserer letzten Meditation
als Geschenk erhalten hat.

Jetzt möchte ich euch bitten,
mit euren guten Wünschen Tanja zu segnen.
Für Tanja steht ein großer Wechsel an.
Sie hat bereits ihren Bruder Jörg loslassen müssen.
Jetzt geht auch ihre Mutter.
So rückt sie vor ins letzte Glied ihrer Familie.
Lasst uns in der Stille für sie
einen Mantel der Geborgenheit weben.
Und dich, Tanja, bitte ich,
dieses Geschenk anzunehmen.

Ich gehe mit den Frauen für einige Minuten in die Stille. Zum Abschluss lese ich noch einmal den Segen von Seite 64 vor.

Ich warte einen Moment und lasse dann noch einmal die Klangschale ertönen und beende auf folgende Weise die Meditation:

Und dann komm wieder zurück in dein Tagesbewusst-sein.
Räkele und streck dich, spür deinen Körper.
Reibe deine Hände ganz kräftig aneinander
und wenn du richtig Hitze verspürst,
dann lege sie wie Schalen auf deine Augen.
Spür deine Lebendigkeit.
Und falls du deine Augen noch geschlossen hast,

---

dann öffne sie jetzt mit sanftem Blick.
Ergreife die Hände deiner Nachbarin
und schau mit liebevollem Blick,
was für wundervolle Frauen hier versammelt sind.

Mit einem leichten Händedruck lösen wir den Kreis auf. In einer gelösten Atmosphäre besprechen wir die nächsten Tage. Zum Abschluss frage ich in die Runde, ob wir für Irmtraud noch ein Lied singen können. Ich habe den Text
„Viel Glück und viel Segen, auf all deinen Wegen, Gesundheit und Frohsinn sei auch mit dabei" umgewandelt. Auf kleinen Zettel, die ich zu Hause geschrieben habe und an die Frauen verteile, steht:

„Viel Glück und viel Segen auf Regenbogen-Wegen, Vertrauen und Liebe sei auch mit dabei".

Mehrfach singen wir dieses Lied und Irmtraud ist sehr berührt.

Am Abend erreicht unser „Team Irmtraud" noch ein schöner Text:

WA Jana
Es kommt nicht darauf an, wer wir sind, sondern wie wir sind.
Es kommt nicht darauf an, was wir tun, sondern wie wir es tun.
Es kommt nicht darauf an, geliebt zu werden,
sondern anderen ein Segen zu sein.
Es kommt nicht darauf an, was andere über uns denken und sagen,
sondern was wir vor Gott sind.
Es kommt nicht darauf an, wer wir sind, sondern wie wir sind.

Es kommt nicht darauf an, dass wir lange leben,
sondern dass wir den rechten Inhalt haben.
Es kommt nicht darauf an, wann wir gehen,
sondern wann wir bereit sind, Gott zu begegnen.
Und darunter schreibt sie: „Ich finde, das passt gerade
so gut!"

Und noch etwas erreicht unser Team:

WA Ines
Heute Abend verbanden sich unsere Seelen im gemeinsamen Segenswunsch für Tanja. Ich fühle eine so starke
Verbundenheit zu euch. Und eine Magie, die mir Energie für unsere Reise schenkt. Dafür danke ich. Und
für das schönste Geschenk, dass du, liebe Tanja, im
Gespräch mit Mama bist und wir von Irmchen jeden
Tag eine Lebensweisheit geschenkt bekommen. Ich
bin so berührt und so erfüllt von dem, wie sich alles so
wundervoll gestaltet.

Was für schöne Rückmeldungen zum heutigen Tag!

Irmtraud hat gerade zu einer inneren Ruhe gefunden
und es ist nicht notwendig, dass heute eine von uns bei
ihr übernachtet.

Lehre Nr. 6
Gelassenheit.
Bleibe gelassen bei Ereignissen
und Informationen aller Art.
Reagiere nicht mit Emotionen.
Versuch in Ruhe,
dir ein Urteil zu verschaffen.

Ich bin nur kurz bei Irmtraud, die jetzt jeden Abend von Ines eine Fußmassage erhält und es sichtlich genießt, so umsorgt zu werden. Sie erzählt mir, dass sie heute mit einem Pfarrer wegen ihrer Beisetzung verabredet ist. „Ich schau mir den mal an. Wenn er nichts taugt, kann ich immer noch einen bezahlten Redner bestellen!" (Vorschau: Sie wird den Pfarrer engagieren.)

Auch mit dem Bestattungsinstitut Horizonte in Freiburg hat sie bereits einen Vertrag abgeschlossen. Von diesem Beerdigungsinstitut habe ich bisher nur Gutes gehört. Hier wird wohl sehr auf die Bedürfnisse sowohl der Vorsorge treffenden Menschen als auch auf Trauernde eingegangen.

Unser Übergabebuch wird kaum benutzt. Alle wichtigen Informationen laufen über die WhatsApp-Gruppe und das funktioniert prima.

So schreibt Regina, die heute für vier Stunden eingeplant ist, dass sie Fieber bekommen hat und absagen muss, ob jemand für sie einspringen kann? Renate meldet sich sofort, um zuzusagen. Da schreibt Tanja, dass das nicht nötig ist, weil ihr Sohn kommt und sich um die Großmutter kümmern wird.

Für mich ist das eine wunderbare Nachricht, denn ich weiß von Tanja, dass die beiden kein sehr enges Verhältnis haben. So kann vielleicht auch hier noch einvernehmlich Abschied genommen werden ...

WA Ines
Irmchen bat mich heute, wenn ich spazieren gehe, doch zum Friedhof zu gehen. So wie wir oft gemeinsam gingen. Ich mache Fotos vom beginnenden Frühling und von den zwei Grabstätten von Mann und Sohn. Ich grüße sie beide und sende ihnen zu, dass Muttern bald zu ihnen kommt. Tränen fließen über meine Wänglein ...
Irmchen wird sich über die Bilder freuen.
Herzlichen Gruß, Ines

Irmtraud ist geistig immer noch voll da. Aber körperlich wird sie schwächer. So kommt heute zum ersten Mal der Rollstuhl in Einsatz, den Ines für sie ausgeliehen hat. Den kurzen Weg von ihrem Sessel zum Esstisch legt sie aber immer noch, gestützt auf ihren Rollator, zu Fuß zurück.

Ihre Augen sehen entzündet aus. Sie erzählt, dass sie nachts öfters mit Schmerzen aufwacht, möchte aber keine extra Dosis Morphin.

Lehre Nr. 7
Abgrenzung
Lass dich nicht von deiner Umgebung,
Personen aller Art vereinnahmen.
Schaff dir deinen Freiraum.
Der ist unantastbar.

Heute Nachmittag bin ich drei Stunden bei Irmtraud. Die meiste Zeit sind auch Tochter und Enkel dabei. Und immer wieder bin ich fassungslos, wie fit diese alte Dame noch ist.

Wir sitzen am Esstisch und diskutieren über die politische Lage in unserem Land. Sie kann sich noch heute darüber echauffieren, dass die CDU das „C" für christlich in ihrem Namen trägt, es aber in keiner Weise vorlebt. Das einzige Mal, wo das sichtbar wurde, meint sie, war als Kanzlerin Merkel die Flüchtlinge willkommen hieß. Dafür hat sie aber dann von allen Seiten eins auf den Deckel bekommen ...

Um ehrlich zu sein: So habe ich mir die Begleitung einer Sterbewilligen nicht vorgestellt. Aber es ist schön, mitzuerleben, wieviel Charme sie noch versprüht. So erzählt sie mit einem verschmitzten Lächeln im Gesicht, wie sie kürzlich von ihrem Schwiegersohn zum Arzt gebracht wurde. Und als sie fertig war, sagt die Sprechstundenhilfe zu ihr, dass ihr Mann draußen auf sie warten würde. Darüber kann sie sich auch heute noch köstlich amüsieren.

Irmtraud nimmt immer noch täglich das vom Neurologen verschriebene Medikament Isicom. Tanja zerkleinert die Tabletten mittlerweile und reicht der Mutter das Wasser mit Strohhalm. Das Schlucken fällt ihr schwer. Sie muss sich unglaublich konzentrieren, fängt trotzdem an zu husten, und verlangt danach noch etwas Wasser extra. Das wird ihr selbstverständlich gegeben. Und dann staune ich nicht schlecht, als sie Tanja um ein „Leckerli" bittet. Hat sie das Essen doch noch nicht ganz eingestellt? Doch, hat sie! Das „Leckerli" entpuppt sich als ein Stückchen eingefrorener Grapefruitsaft. Das wird ihr wie üblich in Herzform in einem „Seidenmäntelchen" gereicht.

Dann muss sie Pipi. Der Weg zur Toilette ist zu anstrengend. Irmtraud mit dem Rollstuhl dorthin zu bringen ist zu umständlich. Tanja holt den fahrbaren Toilettenstuhl. Und mit einer Selbstverständlichkeit und ohne Scham steht sie auf, hält sie sich am Tisch fest und lässt sich von Tanja die Hose herunterziehen. Der Stuhl wird gegen den Toilettenstuhl ausgetauscht und Irmtraud setzt sich darauf. Sie pupst laut und kommentiert das ganz trocken: „Da kommt nichts mehr! Das sind nur noch Winde!"

In diesem Moment schießt mir die Frage durch den Kopf, ob ich mich bei einem körperlichen Verfall auch mit so einer Natürlichkeit den Dingen hingeben könnte. Die Situation (der Enkelsohn sitzt neben ihr) hat mich doch überrascht.

Bei Irmtraud wird immer wieder ganz klar sichtbar, wie sehr sie die Zuwendung, die ihr von allen entgegengebracht wird, genießt. Und sie ist absolut in der Lage, ihre Wünsche zu äußern.

So auch heute. Ich möchte mich verabschieden und frage, ob ich noch etwas für sie tun kann. „Ja" sagt sie, „es wäre schön, wenn du mir noch meine Füße massierst!"

Also ziehe ich ihr Schuhe, Strümpfe und Stützstrümpfe aus. Und massiere ihr die Unterschenkel und Füße mit einer Wärmecreme, denn sie hat ganz kalte Zehen. Sie gibt sich den Berührungen ganz hin und ich spüre, wie sich die Atmosphäre verändert. Eine herzverbindende Stille breitet sich aus. Das öffnet stimmungsmäßig noch einmal neue Räume. Nach der Massage kleide ich sie wieder an, lege noch eine Decke über ihre Beine und frage sie, ob ich noch einen keltischen Segen vorlesen darf. Dem stimmt sie freudig zu. Ich hole die Kopie aus meiner Tasche und beginne:

Möge die Kraft der Sonne
dich an das schöpferische Licht
und das grenzenlose Potential in dir erinnern.

Möge die Schönheit des Nachthimmels
dich mit Staunen erfüllen.
Mögen die tiefen, stillen Wasser
dich mit den Frieden deiner Seele verbinden.

Möge das Wispern des Windes
dir Worte der Freude zutragen.

Segen ruhe auf dir,
wenn du dich deiner Stärke,
Schönheit und Lichtkraft erinnerst.

Segen ruhe auf dir,
wenn du auf die Reise
zu deiner inneren Wahrheit gehst.

Segen ruhe auf uns als große Familie,
wenn wir uns auf den Weg nach mehr Liebe,
Licht, Frieden, Harmonie, Fülle und Freude machen.

(Frei nach dem keltischen Gedicht aus dem Buch „Gut leben in schwierigen Zeiten" von Sandra Ingerman)

Danach umarme ich sie und gebe ihr einen Kuss auf die Wange. Und Bella, die ich oft mitnehme, legt den Kopf auf ihren Schoss. Ein inniger Augenblick. Dann gehe ich.

Heute diktiert Irmtraud ihrer Tochter keine Weisheitslehre, sondern folgenden Satz:

Meine Tochter Tanja
du wurdest in Liebe
und
mit Liebe empfangen.

Auch jetzt, beim Wiedergeben dieser Zeilen, kommen mir die Tränen! In dieser Zeit des Abschieds geschieht so viel Versöhnliches!

Einen Tageseinblick gebe ich dir heute aus unserer Korrespondenz per WhatsApp:

WA Jana
Hallo, ihr Lieben! Ich bin gerade bei Irmtraud. Sie äußert den Wunsch, dass es ihr ganz lieb wäre, wenn nachts jemand bei ihr bleibt. Nun die Frage an alle, wer würde mal eine Nacht bei ihr übernehmen?
Sie hatte letzte Nacht Probleme mit der Mundtrockenheit.
Ganz liebe Grüße Jana

Genau drei Minuten später kommt die erste Antwort

WA Renate
Ich kann Dienstagnacht bei ihr bleiben. Und auch gerne am Wochenende.

WA Jana
Super Renate! Tanja sagt, das wäre klasse. Michael holt dich gerne ab. Und fährt dich auch zurück.

WA Ines
Ich kann heute Nacht bei Irmchen sein.

WA Tanja
Danke, liebe Ines!

WA Elisabeth
Von Mittwoch auf Donnerstag und Donnerstag auf Freitag ginge es auch bei mir. LG Elisabeth

WA Jana
@ Elisabeth. Von Mittwoch auf Donnerstag bleibe ich bei Irmtraud. Dann wäre es doch klasse, wenn du von Donnerstag auf Freitag kommst.
Gruß Jana

WA Monika, weitergeleitet von Regina
Ihr Lieben, dann sind die Nächte bis einschl. Wochenende abgedeckt. Wie geht es Irmtraud sonst? Kann sie noch aufstehen? Ich bin morgen bei ihr. Liebe Grüße Monika

WA Jana
Heute morgen war sie sehr müde. Hatte wohl gegen morgen 3 Stunden nicht geschlafen wegen der Mundtrockenheit. Sie kann noch aufstehen. Habe ihr die Hände massiert und mit ihr „die Zeitmühle" und „Kater Corleone" als Hörbuch angehört. Hat ihr sehr gut gefallen. Grüssle Jana

WA Karin
Habe die Nachrichten gerade erst gelesen und finde es wunderbar, dass ihr die Nächte so schnell abgedeckt habt. Sollte es noch eine Lücke geben oder jemand kann doch nicht, stehe ich gerne als Springerin zur Verfügung! Allen eine gute Woche und liebe Grüße. Karin

Der Verlauf des Sterbefastens

Irmtraud verlangt Bachblütenspray, bevor sie ins Bett gebracht wird. Auch ihr Mund muss noch befeuchtet werden. Ines bringt ihr die Mischung aus Butter und Manukahonig. Irmtraud taucht das grüne Schaumstoff-Stäbchen darin ein und nimmt es in den Mund.

Von heute Abend an wird ihr also immer eine Nachtwache zur Seite stehen.

Lehre Nr. 8
Verzeihen.
Verzeihen ist Schwerstarbeit.

Das ist die letzte Lehre, die Irmtraud an ihre Tochter weitergibt und die ich hier genauso wiedergebe, wie die Lebensweisheiten von Tanja aufgeschrieben wurden.

Dr. Fehlings kommt am Morgen zur Visite. Er ist – wieder einmal – erstaunt, wie gut sie mit allem noch zurechtkommt. Mit seinen geschulten Augen erkennt er, dass es angeraten ist, dass Irmtraud noch einmal ihren Darm entleert. Der Arzt verabreicht ihr ein Zäpfchen.

WA Ines
So, ihr Lieben, die erste Nacht verlief ruhig. Der erste „Kuckuck" kam um 5.30 Uhr.

Irmchen liegt gerade wieder im Bett, da ein Zäpfchen verabreicht wurde, um noch mal eine Darmentleerung zu ermöglichen. Irmchen ist klar da. Das Sprechen fällt ihr nun schwerer. Die Schwäche kommt mit großen Schritten.

Drei Stunden später:

Zäpfchen hat seine Wirkung getan. Nach Waschung sitzt Irmchen am Esstisch und Monika ist bei ihr. Eine Unterhaltung füllt den Raum.

Als ich am Nachmittag vorbeischaue, ist die Bude wieder voll. Irmtraud ist umgeben von Ines, Tanja, Putzfee Renate und Michael. Irmtraud strahlt mich an und berichtet, dass sie heute einen Kaffee zu sich genommen hat. Leider wird ihre Sprache immer schwerer verständlich. Die Augen sind etwas gerötet. Aber sie sitzt noch im Wohnzimmer in ihrem Sessel. Sie wird mit dem Rollstuhl dort hingefahren. Irmtraud merkt, dass sie schwächer wird, und traut sich kaum noch mit ihrem Rollator zu laufen.

Renate, die im Gästezimmer übernachtet, wird um 2.00 Uhr vom „Kuckuck" geweckt. Irmtraud macht einen vergleichsweise fitten Eindruck und wünscht sich Mundbefeuchtung.

Um 5.30 Uhr muss sie Pipi machen. Um 6.30 Uhr muss sie noch einmal richtig auf die Toilette. Sobald sie wach wird, ist immer Mund- und Lippenbefeuchtung angesagt. Das scheint jetzt immer wichtiger zu werden.

Der Pflegedienst kommt und Irmtraud wird noch einmal gebadet. Das klappt super. Nachdem sie noch einmal Stuhlgang hatte, fühlt sich das gut für sie an. So früh am Morgen hat sie noch entsprechend viel Kraft. Und – kaum zu glauben – im Anschluss macht sie immer noch am Tisch stehend ihre Gymnastik!

Der Tag verläuft mit der üblichen Routine und viel Verwöhn-Programm. Sehr schön ist für mich, dass Irmtraud offen ist für Texte, die ich mitbringe. Heute etwas von Jean Ringenwald:

Mit lichtvollen Augen
schaue ich meine Welt
und ich sehe DAS LICHT
in jedem Wesen und Ding.

Ich akzeptiere auch
die Schatten meines Lebens
und ich mache stets
das Beste daraus.

Tag und Nacht fühle ich
meinen inneren Begleiter,
denn er ist mir
Freund, Berater und Weg-Weiser.

*Im Augenblick erkenne ich
die Weisheit DES LEBENS
und verwandle mich selbst
durch die Kraft DER LIEBE.*

*Tief in meinem Wesen lasse ich
DAS LICHT leuchten,
DAS LEBEN gedeihen
und DIE LIEBE fließen.*

*Die Freude des Seins
beseelt mich immerfort,
ich wende mich ihr zu,
in tiefer Zuneigung und Treue.*

Die höchste Wonne,
der 7. Himmel,
DAS ewige EINS-SEIN
ist seit immer und auf ewig da,
ich lebe ES einfach „jetzt".

Am Abend kommt Jana und muss beim Palliativnetz anrufen. Die Schleimbildung ist so stark, dass es für Irmtraud nicht mehr möglich ist, ihre Tabletten einzunehmen. Wenn sie versucht, Wasser zu schlucken, muss sie das postwendend – mit Schleim vermischt – wieder von sich geben. Der diensthabende Arzt empfiehlt Inhalation. Glücklicherweise bringt Michael ihr einen elektrischen Kochsalzinhalator, der eine sofortige Beruhigung ihres Zustands bewirkt.

Am Morgen kommt mir ein Gedicht in den Sinn. Noch bevor ich aufstehe, notiere ich es:

Der Tod als Freund

Lade den Tod in dein Leben ein,
das HIER und JETZT wird intensiver sein.

Du weißt um deine Endlichkeit
und genießt bewusst die verbleibende Zeit.

Bist dankbar für die Sonne und den Regen,
siehst plötzlich alles als großen Segen.

Fühlst dich EINS mit allem Sein,
verbunden mit Himmel und Erde, nie mehr allein.

Streitigkeiten gehören in die Vergangenheit,
du bist zu bedingungsloser Liebe bereit.

Nimmst freudig auch deinen Körper an,
der jetzt im Alter nicht mehr alles kann.

Sei im Frieden mit dir und mit der Welt,
auch wenn dir im Außen nicht alles gefällt.

Dein Sterben ist eine Geburt ins Licht,
darum Geliebte/r, fürchte dich nicht!

Alles ist gut, so wie es ist,
weil du ein göttliches Wesen bist!

Dein Atem hat dich am Leben erhalten –
du gibst ihn ab und alles wird sich neu gestalten!

Der Verlauf des Sterbefastens

Aber zurück zu Irmtraud. Denn heute ist ein denkwürdiger Tag. Irmtraud wird ab heute auf die Einnahme ihres Medikamentes Isicom komplett verzichten müssen. Zum Glück wirkt sich das noch nicht sofort auf ihr Sprachzentrum aus. Sie kann sich die nächsten Stunden mit uns noch gut, wenn auch mühsam, verbal verständigen.

Maria hilft heute beim Ankleiden. Irmtraud trägt immer noch einen BH. Maria gibt zu bedenken, dass sie den doch in dieser Phase einfach weglassen könnte. Nein, meint sie, ihre Hängegeranien bräuchten noch Unterstützung ...

Die ärztliche Begleitung durch das Palliativnetz klappt hervorragend. Heute kommt erstmals Dr. Carola Rehaag, die der Sterbenden den Auftrag gibt, die Kontrolle loszulassen. Das fällt ihr sichtbar schwer. Denn kaum hat die Ärztin das Haus verlassen, steht sie aus ihrem Sessel auf, hält sich am Toilettenstuhl fest und versucht, ihre Körper- und Gymnastikübungen zu machen.

Im Übergabebuch finde ich folgende Notiz: Liebe Ines, du bist ein unglaubliches Geschenk hier im Haus. Von Herzen ein ganz großes Dankeschön! Grüssle Jana

Als ich am Nachmittag komme, bittet Ines mich, noch einmal eine Meditation anzuleiten. Sie meint, dass würde Imchen gerade bestimmt sehr guttun. Neben ihr sind noch Maria, Tanja und natürlich Irmtraud anwesend, deren Blick sich verändert hat. Wandert sie „auf der Regenbogenbrücke" gerade schon von einer Welt in die andere? Ich laufe noch einmal schnell nach Hause, das sind ja nur 3 Minuten und hole meine Klangschale und erstmals auch meine Koshis. Instrumente, mit denen man wunderbar sanfte Klänge erzeugen kann.

Mitten in der Meditation werden wir wegen eines unangekündigten Besuchs gestört. Ines überlässt mir davon die Aufzeichnung aus ihrem Tagebuch:

„Ich wünschte, dass Karin vorbeikommt und wir gleich einmal gemeinsam mit Irmchen das Loslassen und Fallenlassen üben. Und siehe da: Karin kam spontan vorbei und wir machten eine Meditation – eine kleine Reise in unsere Körper. Diese schöne Stimmung wurde leider jäh von einer Bekannten von Irmtraud erschüttert. Diese Frau nahm keine Rücksicht darauf, dass Irmchen die Anwesenheit ihrer Person nicht wünschte. Sie war unangemeldet einfach durch die offene Wohnungstür zu uns hereingeplatzt."

Die Dame hatte wohl ungefragt bei einem Pfarrer angerufen und darum gebeten, dass er zwischen Mutter und Tochter vermitteln möge, da das Verhältnis zerrüttet sei. Irmtraud fand das eine Unverschämtheit und hat den Kontakt zu ihrer Bekannten abgebrochen. Jetzt sitzt diese Frau weinend auf dem Boden neben Irmtrauds Sessel und meint schluchzend, dass sie es doch nur gut gemeint habe. Holt dann ihr Handy aus der Tasche und spielt Irmtraud ein Lied vor. Dann nimmt sie Irmtraud in den Arm und ohne uns eines Blickes zu würdigen, verlässt sie das Wohnzimmer und geht. – Und wir sind unfreiwillige Zeugen dieser Szene. Die zuvor friedliche Atmosphäre hat sich von einer Sekunde auf die andere schlagartig verändert. Es herrscht „dicke Luft" im wahrsten Sinne des Wortes. Wir versuchen, Irmtraud zu beruhigen. Ihr Gesicht ist wie versteinert.

Über diese höchst unangenehme Situation tausche ich mich später mit meiner Freundin Maria aus. Sie hat das ganze ja auch miterlebt und findet so ein Verhalten sehr übergriffig. Wir machen uns Gedanken, woher der Begriff „dicke Luft" wohl stammt, und kommen ins Philosophieren: Wir alle sind durch unseren Atem miteinander verbunden. Was ein Mensch ausatmet, atmet der andere wieder ein. Wenn also diese uns unbekannte Frau etwas schweres, unangenehmes ausstrahlt, nehmen wir anderen das in uns auf. Obwohl wir das nicht sehen können, verändert sich auf der feinstofflichen Ebene etwas. Das spüren wir dann. Und genau das haben wir heute Nachmittag erlebt!

Am Abend schreibe ich eine Mail an meine Heilpraktikerin und Homöopathin im Schwarzwald:
Irmtraud baut jetzt total ab, sitzt zwar immer noch in ihrem Sessel, kann aber ihr Medikament nicht mehr einnehmen, weil sie nicht mehr schlucken kann. Sie ist stark verschleimt und erstmals spüre ich große Ängste bei ihr.

Ihre Antwort:
Ja, jetzt ist Arsenicum Album C 200 angezeigt. Gib ihr ein Globuli trocken und beobachte, was geschieht. Und die Bachblüten einsetzen. Immer wieder mal einen Sprühstoß auf die Zunge geben.
Das werde ich morgen auf ihren Wunsch hin tun. Die Bach-Blüten verlangt sie sowieso regelmäßig. Jetzt aber wird über die Nacht erst einmal Elisabeth bei ihr sein.

Heute habe ich erstmals den Eindruck, dass der Tod in Irmtrauds Gesicht geschrieben steht. Die Wangen sind eingefallen, ihr Blick geht in die Ferne, die Stimme wird ganz leise und für mich fast unverständlich. Tanja und Ines „übersetzen" für mich. Ein eingespieltes Team! Es wird der letzte Tag sein, an dem sie hier in ihrem Sessel sitzt. Doktor Fehlings kommt zur Visite. Er meint zu uns, dass es sich jetzt nur noch um Tage handeln kann. Sie äußert den Wunsch, dass heute tagsüber nur ihre Tochter und Ines sie betreuen.

Und so übernehme ich die Aufschriebe von Ines:

„Dieser Welt-Frauentag wird für uns drei Frauen der bisher denkwürdigste und herausforderndste Tag. Irmchen ließ sich noch einmal alles erfüllen, was wertvoll und schön für sie ist.

Durch die Schleimbildung und die verschlechterte Sprache brauchten Tanja und ich manchmal sehr lange, bis wir verstanden, was Irmchen wünscht. Wir hatten Mühe aber auch so viel Spaß – alleine schon die Zeremonie mit diesen „Schleimziehern" (den Mundbefeuchtungsstäbchen) wäre einen Film wert gewesen. Um die Prozedur zu beschleunigen, wurde dann der Schleim wie Spaghetti von ihr aufgerollt. Zuerst ließ Irmchen alles aus dem Mund laufen, aber es dauerte gefühlt Jahrzehnte, bis der „Spinnwebenfaden" in die Schüssel tropfte ...

Auffällig war, dass sie nur noch Pfefferminzseidensäckchen schlotzte.

Der innigste Moment kam, als sie mit zittriger Schrift auf ein Blatt Papier eine Botschaft schrieb: „Amsel hören". Wir öffneten die Balkontüre und alle drei schauten wir in den Himmel. Und lauschten dem Gesang der Amseln. Dabei kam zur Sprache, wie dankbar wir sind, dass wir bei solch einer Gipfelbesteigung mit dabei sein können. Wir sprachen aber auch aus, dass es nun für uns sehr mühselig wird und wir unsere Energie einteilen müssen.

Irmchens innere Uhr funktioniert noch genau. Wir machen das komplette Abendprogramm im Sessel. Alles langsamer als Zeitlupe. Irgendwann laufen bei mir vor Erschöpfung die Tränen. Tanja ruft bei Dr. Fehlings an, stellt auf Lautsprecher und schildert unsere Situation. In dem Moment spricht Irmchen ihr letztes Wort: „LÄCHELN!"

Um 24.00 Uhr bringen wir sie zu Bett. Sie lässt zu, dass ich ihr zwei Spritzen Morphium gebe, wie es der Arzt am Telefon geraten hat."

Ich finde es bewundernswert, was Tochter Tanja und Ines an diesen Tag geleistet haben!

Heute übernachte ich bei Irmtraud. Sie wird von Ines und mir für das Bett fertig gemacht, umgezogen, gewaschen, die Zähne geputzt. Das alles findet im Wohnzimmer statt. Sie möchte dort auch noch einmal auf ihren Toilettenstuhl. Wir assistieren zu zweit, damit das möglich wird. Sie verlangt auch noch nach einer Spritze Midazolam für die Beruhigung. Um Mitternacht verabschiedet sich Ines. Dann bin ich mit Irmtraud allein.

Die letzten 4 Tage

13. Tag, 9.3.2024

Es ist nach Mitternacht. Ich bin müde und auf dem Weg in mein Bett. Irmtraud gibt mir mit Gesten zu verstehen, dass ich bei ihr bleiben soll. Sie kann sich jetzt nicht mehr artikulieren, ist aber immer noch völlig klar im Kopf. Ich berichte ihr von meiner Mail an die Homöopathin, die Arsenicum Album C 200 empfohlen hat. Das Mittel hat eine gute Wirkung bei Todesangst. Sie nickt und nimmt ein Globuli unter die Zunge. Dann deutet sie auf das Bachblütenspray und ich meine, dass sie versucht das Wort „Bach" zu sagen. Ich sprühe es ihr in den Mund und sie lässt sich von mir noch ein „Herztröster-Läppchen" auflegen. Von Weleda gebe ich die Creme Aurum/Lavandula comp. auf ein Mullläppchen und lege es ihr auf das Herz. Für eine bessere Atmung habe ich den Luftbefeuchter mit Wasser und drei Tropfen Eukalyptusöl eingeschaltet. Als Irmtraud die Augen schließt und ruhig atmet, ziehe ich mich ins Gästezimmer zurück, um zu schlafen.

Irmtraud wacht kurz nach 2.00 Uhr auf und bei mir ertönt der „Kuckuck". Sie möchte sich aufsetzen. Aber wenn ich das Kopfteil von ihrem Bett hochstelle, gibt sie einen energischen „Nein-Ton" von sich und wird richtig unwirsch. Ich bitte sie darum, gnädig zu sein. Ich versuche alles, aber ich habe Schwierigkeiten, sie zu verstehen. Ich spüre ihre Betroffenheit und endlich kapiere ich, dass sie auf den Bettrand gesetzt werden möchte. Also helfe ich ihr auf und drehe sie um 90 Grad. Ihre Beine baumeln jetzt über der Bettkante. Ihre Füße wirken leicht bläulich-rot marmoriert. Sie braucht Wasser, Bachblüten, Lippenbalsam und die grünen Schaumstoffstäbchen, mit denen sie den Schleim entfernt. Wie schon von Ines beschrieben, läuft ihr der dicke, rund 20 cm lange Schleimfaden aus dem Mund und sie wickelt ihn auf. Ich halte eine Auffangschale darunter und muss gestehen, dass ich diesen Anblick ziemlich ekelig finde und mir wird etwas übel. Nach gut einer halben Stunde sind wir beide erschöpft. Ich schaffe es nicht alleine, sie wieder ins Bett zu legen und frage, ob ich Ines holen soll. Kopfnicken. Also spurte ich eine Etage nach oben und wecke die arme Ines auf, die sicher ihren Schlaf dringend nötig hat. Aber sie kommt sofort mit mir. Gemeinsam legen wir Irmtraud wieder ins Bett. Eine hält den Oberkörper, die andere die Beine und zurück geht es in die Liegeposition. Wir schauen, dass sie so bequem wie möglich gebettet ist.

Nach rund drei Stunden, um 5.30 Uhr, wiederholt sich alles noch einmal. Gott sei Dank, dass ich Ines Hilfe in Anspruch nehmen darf!

Bevor ich Irmtraud gegen 8.30 Uhr verlasse, kommt noch eine Mitarbeiterin der katholischen Sozialstation. Irmtraud ist wach, möchte aber in Ruhe gelassen werden und schickt die Pflegerin weg. Wir verlassen gemeinsam das Haus und die Dame vom Pflegedienst meint ganz trocken: „Die Frau kann die Kontrolle nicht aufgeben. Die stirbt noch im Sitzen!"

Den ganzen Tag über schläft Irmtraud viel. Sie ist bettlägerig, möchte aber immer noch auf den

Toilettenstuhl. Tanja und Ines helfen ihr dabei. Für alle ein anstrengender Akt. Und letztendlich überflüssig. Denn eine Darmentleerung findet nicht mehr statt und es kommt auch kein Urin mehr. Jedoch muss die Mund- und Lippenpflege und die Befeuchtung sehr regelmäßig durchgeführt werden.

Unser Team ist im Moment „außen vor", denn Tanja und Ines kümmern sich rund um die Uhr um Irmtraud. Sie werden auch in der Nacht dableiben und im Wohnzimmer übernachten. Es ist ein unglaublicher Segen, dass Ines gerade zur Verfügung steht. Sie hat im vergangenen Jahr so viele Überstunden geleistet, dass sie diese momentan abbauen muss. Und somit ist sie zu Hause. Was für eine Fügung!

Ein Hilferuf kommt um 8.43 Uhr als Sprachnachricht über unsere WA-Gruppe. Ines berichtet, dass sie und Tanja am Ende ihrer Kräfte sind und Unterstützung brauchen. Ob jemand von uns einspringen kann? Oder ob wir uns spontan noch einmal treffen können? Sie hat auch bei der Palliativstation angerufen.

WA Renate, 9.00 Uhr
Ich kann ab ca. 13 Uhr da sein.
9.01 Uhr erreicht uns eine weitere Sprachnachricht von Ines. Sie haben in der Zwischenzeit einen wunderbaren Anruf von Dr. Fehlings erhalten. Er meint, dass es jetzt wichtig ist, dass wir noch näher zusammenrücken und uns abwechseln. Es wird abgesprochen, dass Irmchen jetzt alle sechs Stunden eine Morphiumspritze bekommen kann. Irmchen ist damit einverstanden. Sie kann mittlerweile auch wieder Zeichen und Sprachfetzen von sich geben und lacht auch wieder!

WA Karin, 9.36 Uhr
Habe Tanja gerade nicht erreicht und Ines möchte ich nicht stören, deshalb mein Vorschlag: Wer spontan kann, kommt heute um 15.00 Uhr. Ansonsten bitte Nachricht, welche Einsätze möglich sind. Dann können wir in die Detailplanung gehen. Seid alle herzlich gegrüßt und vielleicht bis heute Mittag.

WA Maria, 9.53 Uhr
Wäre gut, wenn Michael einen Stundenplan für die nächsten Tage ausdrucken würde. Dann können wir uns eintragen.

Innerhalb der nächsten drei Stunden sagen fast alle für das spontane Treffen zu.

WA Tanja, 10.08 Uhr
Ines und ich freuen uns, dass so viele um 15 Uhr kommen wollen.

Tanja wird also wieder das Treffen vorbereiten. Um sie zu entlasten, lade ich sie mit Michael und Ines zu uns zum Mittagessen ein.

15.00 Uhr: Tatsächlich, bis auf eine von uns sind alle da! Irmtraud liegt im Schlafzimmer in ihrem Bett, ich schaue nur kurz zu ihr herein. Da liegt sie mit geschlossenen Augen und riesigen Kopfhörern auf den Ohren. Wir treffen uns im Esszimmer und ich spreche das soeben Gesehene an. Renate hat es gut gemeint und ihr eine schöne Musik eingespielt. Die meisten von uns haben aber das Gefühl, dass es besser ist, wenn Irmtraud keinen Fremdkörper auf ihrem Kopf hat. Und so wird der auch ganz schnell wieder entfernt.

Tanja und Ines berichten von den letzten Tagen. Jede von uns möchte den beiden und Irmtraud zur Seite stehen und so ist schnell geregelt, wie die nächsten Stunden, Tage und Nächte eingeteilt werden. Es wird ausgetauscht, was noch alles nötig ist. Maria bringt für Ines noch eine CD zur Entspannung mit. Heute meditieren wir zum Abschluss und ich lese noch einmal den Segen (siehe Seite 64) vor. Danach stimmen wir gemeinsam unser Lied an:

„Viel Glück und viel Segen,
auf Regenbogen-Wegen,
Vertrauen und Liebe
sei auch mit dabei!"

Das dürfte bestimmt bei Irmtraud im Schlafzimmer angekommen sein.

Herr Dr. Fehlings kommt auch noch vorbei. Er meint, dass der Tod jetzt jeden Moment eintreten kann, dass es aber auch noch ein paar Tage dauern kann. Wir sollen sie schlafen lassen, nicht wegen Mundbefeuchtung aufwecken. Er zieht Morphinspritzen auf und beruhigt uns, dass wir die Spritzen bei Bedarf geben können, auch in viel kürzeren Abständen als alle sechs Stunden. Nachts dürfen die Abstände länger sein, falls Irmtraud schläft und ruhig ist.

Renate übernimmt den Nachtdienst. Aber Irmtraud verweigert die Morphiumspritzen. Auf die Frage, ob sie Schmerzen hat, verneint sie dies.

Unfassbar! Irmtraud ist „zurück" und voll bei Bewusstsein. Sie verweigert die Spritzen und schickt erneut den Pflegedienst weg. Sie kann nicht mehr sprechen, hat aber trotzdem wieder alles unter Kontrolle!

WA Ines
An alle: danke, dass ihr alle gestern gekommen seid.
@Maria: ich bin mit deiner CD um 18.30 h eingeschlafen, wundervoll. Danke!
@Karin: danke auch dir, dass wir so ein powervolles Essen genießen konnten. So geht es auch für uns besser zum Gipfel, um zu winken ...
Lasst euch umarmen, Ines

Irmtraud liegt im Bett. So entfällt die anstrengende Prozedur, sie auf den Toilettenstuhl zu setzen. Wir legen ihr eine Unterlage ins Bett. Das einfach nur zu ihrer Beruhigung. Ein Wasserlassen findet definitiv nicht mehr statt. Auf Anraten von Dr. Fehlings wird sie immer wieder umgelagert. Nur für ganz wenige Zentimeter, um ein eventuelles Wundliegen zu vermeiden. Wenn sie schläft, sollen wir sie nicht wecken, wenn sie wach ist, aber unbedingt für Befeuchtung des Mundes sorgen. Und natürlich wird sie auch weiterhin eingecremt, massiert und verwöhnt ...

WA Tanja, 17.43 Uhr
Ich danke Euch allen für die tolle Unterstützung

Gegen 16.30 Uhr kam noch einmal unverhofft die tolle Ärztin vom Palliativnetz vorbei. Es ist alles im grünen Bereich. Sie hat jetzt Morphium Tropfen dagelassen. Ca. alle vier Stunden kann man meiner Mutter 3–4 Tropfen mit einem kleinen Löffel auf die Zunge geben.

Da wird das Atmen etwas leichter, wobei ihr tonales Atemgeräusch ganz normal ist. Nach wie vor kann sie jeden erkennen, ja und nein deutlich kommunizieren. Schmerzen negiert sie mit einem Kopfschütteln und lehnt auch alle Spritzen ab. Auch den Pflegedienst hat sie heute morgen wieder weggeschickt – Umlagerung und frisch machen wurde klar abgelehnt. Wie immer ist meine Mutter der Bestimmer.

WA Ines, 20.06 Uhr
An alle: Tanja und ich haben heute verstanden, dass Irmchen sich nicht benebelt von ihrer Kontrolle (Kopf, Verstand, Bewusstsein) lösen will.

Bewundernswerte Konsequenz. Irmchen ist einfach phänomenal. Sie lässt uns teilhaben und ist präsent bei ihrer nun schwersten Hausaufgabe. Was für eine Ehre, so etwas miterleben zu dürfen!

@Jana. Vielen Dank für dein Überraschungsessen. Das war vorzüglich, auch Tanja ist dir ganz dolle dankbar.

Irmchen ließ sich die Fersen polstern und ließ zu, dass wir frischen Wind in die Stube hereinließen. Während ihrer Hausaufgaben hört sie deine beruhigende Deuter CD, liebe Maria. Gute Nacht euch allen, wünscht die Ines

Viele von uns bedanken sich per WhatsApp für die Infos. Vor wenigen Wochen kannten wir einander teilweise noch gar nicht. Jetzt sind wir zu einem verlässlichen, wunderbaren Team zusammengewachsen. Und heute ist es Monika, die die Nacht bei Irmtraud verbringt.

16. und letzter Tag, 12.3.2024

WA Ines, 03.51 Uhr
Ich wachte um 2.30 h auf und dachte, wie genial ist das denn: Irmchen ermöglicht uns eine Kommunikation mit ihr bis zum Gipfel, da sie klar hinübergehen will. Und wir erfahren eine völlig neue Ebene sowie zwischenmenschliche Intensität. Der Wahnsinn!
Wie schön wäre es, wenn die Augen schreiben könnten ...
Ich bedanke mich auf jeden Fall später bei Irmchen, was sie uns bis zum Schluss alles zeigt und ermöglicht. Ich bin so tief beeindruckt und sie hielt mich gestern Abend mit Tanja so fest ...
Musste meine Gedanken euch mitteilen ...
Viel Kraft und Mut wünsche ich uns allen, Ines

WA Ines, 4.44 Uhr
Danke dass du, Tanja, den Mut zur neuen Art von Nähe zur Mama liebevoll zeigen kannst. Das berührt und freut mich so sehr und auch die Mama.
Durch unsere Liebe und unseren Mut lernen wir bis zum Schluss so viel Neues, dank Irmchens entschiedenen Weg. Ich bin erfüllt von Liebe und Dankbarkeit.

WA Regina, 10.43 Uhr
Ich bin tief berührt von deinen Worten, Ines.
Von Herzen danke. So viel Tiefe, so viel Liebe.
So eine tiefe Erfahrung.
Und gleichzeitig fühle ich mich nur ganz am Rande mit im Team. Das tut mir sehr leid. Hatte es mir anders vorgestellt. Doch mein Körper verlangt gerade von mir, einfach nur gesund zu werden. Auch kenne ich Irmtraud ja erst seit Dezember. Und es war eine Ehre, dass

ich dazu durfte. Wenn es euch stört, dass ich momentan nur passiv bin, gehe ich aus der Gruppe raus.

Ansonsten bin ich gerne mit dabei und begleite momentan über mein Herz.

Alles Liebe, grüßt bitte Irmtraud von mir.

Danke, Regina

WA Ines, 12.49 Uhr

Regina: ich habe es gerade gelesen und bin erschrocken über deine Zweifel. Du gehörst nach wie vor zum Team!

Da kann auch keine blöde Grippe was gegen tun!

Dein Mitgefühl trägt uns und wir sind dir so dankbar, den Vergleich mit der Geburt anschaulich gemacht zu haben. Denn jetzt ist es durch die tonale Atmung bei Irmchen ähnlich wie beim Pressen ...

Erhol dich gut und dann freuen wir uns, dich wieder in unserer Nähe zu haben.

Gruß Ines und das gesamte Team!

WA Ines, 13.28 Uhr

Pardon, da spreche ich doch wohl im Namen aller, oder?

WA Tanja, 13.28 Uhr

Jaaaaaaaaaaaaaaaaaaaaaa

WA Renate, 13.31 Uhr

Von mir auch ein Jaaaaa

WA Jana, 13.34 Uhr

Natürlich! Liebe Grüße

WA Maria, 14.02 Uhr

Natürlich

WA Elisabeth, 14.17 Uhr
Liebe Regina, erhole dich gut und ich freue mich, dich wieder zu sehen. LG Elisabeth

WA Karin, 15.09 Uhr
Liebe Regina! Deine Herzensbegleitung ist ganz wichtig! Bleibe bitte mit uns allen verbunden! Dir weiterhin gute Genesung und alles Liebe

WA Regina, 15.26 Uhr
Mir kommen gerade die Tränen. Danke für euer liebevolles Ja. Das tut total gut.

Mich beutelt es gerade ordentlich ... doch nun weiß ich, ich bin trotzdem ein Teil von Euch.

Alles Liebe! Mit Herz und Seele bin ich bei euch und bei Irmtraud. Sie ist Alpinistin und sie geht ihren Weg. Und sie hat ein wundervolles Team an ihrer Seite. Was man so braucht für eine Bergbesteigung!

WA Ines, 20.06 Uhr
An alle: Also die wundervolle Palliativärztin Frau Dr. Rehaag war da und wird auch morgen kommen. Sie meint, dass Irmchen sich auf der Zielgeraden befindet, also kurz vor dem Gipfel. Der Körper kann zu schwitzen anfangen, kühle Tücher tun gut. Die Augen schließen vor der Nacht, wegen Austrocknung.

Ansonsten kommt es nun darauf an, wie sie loslassen kann. Ruhe und gedämpfte Sprache, sie bekommt noch alles mit, ist aber nun in ihrem ganz intimen, eigenen Prozess. Die Ärztin spielte ein sehr schönes Lied von Reinhard Mey vor: „Loslassen". Ihr seien Tränen geflossen.

Möge ihre Seele sich nun befreien und sie zu ihrer Erlösung führen. Gute Nacht, Ines

---

Die letzten 4 Tage

Um 20.30 Uhr gehe ich zu meiner sterbenden Nachbarin, denn für heute Nacht bin ich bei ihr eingeteilt. Ines hat sich schon zurückgezogen. Daniel und Tanja sind noch da. Ich frage Tanja, ob ich sie wecken soll, falls ihre Mama heute Nacht geht. Sie meint: „Nein, bitte nicht. Ich brauche unbedingt wieder einmal meinen Schlaf." Ich nehme sie ganz sanft in meine Arme, halte sie und wünsche den beiden dann eine erholsame, gute Nacht.

Irmtraud schläft. Ihr Atem ist ruhig, weder tonal noch rasselnd. Die Pausen zwischen Ausatmung und Einatmung sind lang. Aber die Atmung ist gleichmäßig.

Ich begebe mich ins Gästezimmer. Auf dem Tisch liegt das Übergabebuch. Darin hat Monika, die gestern die Nachtwache übernommen hat, eine Zeichnung und folgende Worte hinterlassen:

Auflösung = Erlösung.

Ein Schweben?

Ein Gleiten?

Ein Flug?

Ein Tanz?

Ein Fließen?

Nachdem ich mein Bett fertig gemacht habe, gehe ich zu Irmtraud. Ihre Wangen sind ganz eingefallen. Der Tod steht ihr ins Gesicht geschrieben. Sie atmet immer noch ruhig und gleichmäßig und wirkt entspannt.

Ich stelle mich an das Bettende, schaue sie an und bitte unsere Helfer im Licht, Mutter Maria, ihre Engel und ihren geistigen Führer darum, dass sie abgeholt wird. Dass sie ihren Körper zurücklassen und ins Licht gehen darf. Leise lese ich ihr noch einmal den Segen vor. Ein innerer Impuls hält mich davon ab, sie zu berühren oder zu streicheln. Aber wie geführt hole ich mein spagyrisches Auraspray „Reinigung und Licht", das auf Körper, Seele und Geist wirkt. Damit gehe ich behutsam einmal um das Bett und sprühe es um Irmtrauds gesamten Körper, hülle sie damit ein und segne sie.

Um 23.00 Uhr schaue ich noch einmal nach Irmtraud

DIE GIPFELSTÜRMERIN HAT IHR ZIEL ERREICHT UND IHREN KÖRPER VERLASSEN

Ich öffne die Balkontüre, habe das Gefühl, ihre Seele möchte gehen und zünde eine Kerze an. Ich schließe ihre Augen und ihren Mund. Damit der sich bei der Toten nicht wieder von alleine öffnet, lege ich ihre eingerollten Wollsocken unter ihr Kinn und bleibe die Nacht bei ihr.

Mehrmals singe ich:

Viel Glück und viel Segen
auf Regenbogenwegen,
Vertrauen und Liebe
sei auch mit dabei.

Ich bedanke mich bei all den himmlischen Helfern für diesen sanften Übergang. Jetzt – und sicher auch noch in den nächsten Tagen – trennt sich die Seele vom Körper, vom Menschsein und den Verbindungen zur materiellen Welt. In Gedanken spreche ich Irmtraud an und beglückwünsche sie, dass sie ihr Ziel erreicht hat. Ich lese den Segen vor, den sie so mochte und singe. Früher war so eine Totenwache etwas Normales. Es ist an der

Zeit, dass wir uns wieder an diesen alten und sinnvollen Brauch zurückerinnern.

Irmtrauds maroder Körper war zum Ende hin ein schweres Gepäck. Das hat sie nun abgelegt und ist frei von Schmerzen und Einschränkungen! Von Herzen Danke, dass ich sie begleiten durfte!

Wie wunderbar, dass Irmtraud so friedvoll ihren Lebensweg beendet hat. Vielleicht hat ja auch das Lied von Reinhard Mey noch einen kleinen Teil dazu beigetragen:

Lass nun ruhig los das Ruder
Dein Schiff kennt den Kurs allein
Du bist sicher, Schlafes Bruder
Wird ein guter Lotse sein.

Lass nun Zirkel, Log und Lot
Getrost aus deinen müden Händen,
Aller Kummer, alle Not,
Alle Schmerzen enden.

Es ist tröstlich, einzusehen,
Dass nach der bemessenen Frist
Abschiednehmen und Vergehen
Auch ein Teil des Lebens ist.

Und der Wind wird weiter wehen,
Und es dreht der Kreis des Lebens,
Und das Gras wird neu entstehen,
Und nichts ist vergebens.

Es kommt nicht der Grimme Schnitter,
Es kommt nicht ein Feind,
Es kommt, scheint der Kelch auch bitter,
Ein Freund, der es gut mit uns meint.

Heimkehren in den guten Hafen
Über spiegelglattes Meer.
Nicht mehr kämpfen, ruhig schlafen.
Nun ist Frieden ringsumher.

Und das Dunkel weicht dem Licht,
Mag es noch so finster scheinen.
Nein, hadern dürfen wir nicht –
Doch wir dürfen weinen.

Der Abschied

Den Verlauf der Sterbenacht habe ich im Übergabe-buch aufgeschrieben. Das Buch lege ich morgens auf-geschlagen vor die Eingangstüre von Tanja.

Als sie um kurz vor 8.00 Uhr in die Wohnung kommt, umarmen wir uns lange. Sie flüstert mir ins Ohr: „Ich habe gewusst, dass sie diese Nacht geht. Und ich habe die ganze Nacht endlich wieder einmal gut geschlafen." Gut geschlafen! Wie sehr hat Tanja das gebraucht nach diesen anstrengenden Tagen und sie wird weitere Kräfte für die schwere Zeit, die noch vor ihr liegt, benö-tigen.

Während sie bei ihrer Mutter ist, die unglaublich friedlich aussieht, rufe ich in der Hausarztpraxis an. Darum hatte mich Dr. Fehlings vom Palliativnetz gebe-ten. Die Hausärztin, die während des gesamten Sterbe-fastens nicht einmal Visite machen musste, wird noch diesen Vormittag kommen, um den Totenschein aus-zustellen.

Plötzlich taucht auch noch Ines auf. Arm in Arm ste-hen wir vor der Verstorbenen. Ein unglaublich inniger Moment.

Der innige Moment des Abschiednehmens wird abgelöst von organisatorischen Fragen. Ines und Tanja möchten die Freundin und Mutter gerne noch selber zu Hause waschen, eincremen und ankleiden. Das müsste heute Nachmittag geschehen, denn wir beschließen, uns am Abend um 18.00 Uhr noch einmal mit „Team Irmtraud" zu treffen, um gemeinsam zu beten und Abschied zu nehmen.

Das Beerdigungsinstitut Horizonte wird kontaktiert und sagt zu, mit zwei Mitarbeiterinnen zu kommen. Tanja berichtet später, dass eine der Mitarbeiterinnen lange, krass gefärbte Haare hatte und sie erstaunt war, so jemanden in einem Beerdigungsinstitut anzutreffen. Die junge Frau war nett und unglaublich einfühlsam. Und – kaum zu glauben aber wahr – um die Totenstarre zu lösen musste noch einmal Gymnastik gemacht werden! Danach konnte Irmtraud ohne Schwierigkeiten in ihre Lieblingsstücke eingekleidet werden.

Ich fotografiere meinen Aufschrieb von letzter Nacht und stelle ihn in die WhatsApp-Gruppe und lade für heute Abend zum Abschiedstreffen ein.

Das ganze „Team Irmtraud" ist anwesend. Ines berichtet, ergänzt von Tanja, noch einmal ausführlich über die letzten intensiven Tage.

Gemeinsam gehen wir in das Schlafzimmer der Toten. Alle finden, dass sie schön und friedlich aussieht. Wir beten. Jede nimmt in der ihr eigenen Art Abschied. Der andächtigen Stille folgt die Bemerkung: „So, jetzt hat sie den Gipfel endlich erreicht!" Und plötzlich müssen wir alle lachen. Tanja strahlt und meint, das würde ihrer Mutter jetzt sicher gefallen.

Wir begeben uns an den Esstisch, tauschen uns aus und die Stimmung ist völlig gelöst und entspannt. Und jede Einzelne betont noch einmal, was für ein Geschenk es war, diesen Prozess begleiten zu dürfen. Wir sind uns alle einig, dass wir für uns wünschen, auch einmal so begleitet, klar und in Würde zu Hause sterben zu dürfen.

Ines stellt in den Raum, dass sie es aber auch gut verstehen kann, wenn sich jemand, der einfach nicht mehr kann, einen Todescocktail geben lässt. Zu Irmtraud hätte das nicht gepasst. Ihr eingeschlagener Weg war not-wendig (um die Not zu wenden), um in den inneren Frieden zu kommen. Und zwar nicht nur für sie selbst, sondern auch für ihre Tochter Tanja und Enkel Daniel.

Die beiden saßen einen Tag vor Irmtrauds Tod, als sie nicht mehr sprechen konnte, vereint an ihrem Bett und nahmen Abschied. Da kullerten ihr Tränen über die Wangen und ein Lächeln über ihr Gesicht.

Frieden!
Ja, die Verstorbene liegt in ihrem Zimmer und in der ganzen Wohnung breitet sich eine friedvolle Stimmung aus. Tanja sorgt dafür, dass ihre Mutter noch eine weitere Nacht im Haus bleiben kann. Erst nach 36 Stunden wird sie abgeholt. – Ihre Wohnung ist jetzt verwaist. Für die Angehörigen beginnt ein neuer Lebensabschnitt.

Die Beisetzung

Wenige Tage nach Irmtrauds Tod befindet sich in unserem Briefkasten die Traueranzeige. Ich öffne den Umschlag und das Foto mit dem doppelten Regenbogen über Wildtal ziert die Karte. Im Inneren dann der Text:

Behaltet mich im Herzen
so wie ich war.
Erinnert euch und lächelt
über manch schönen Augenblick.
Sprecht ab und zu von mir,
dann lächle ich zurück.

Die Trauerfeier mit anschließender Beisetzung findet am 5. April auf dem Friedhof in Gundelfingen-Wildtal statt. Und – so wie es Irmtraud gewünscht hat – in bunter Kleidung!

Es ist eine schöne Trauerfeier, bei der jedoch nicht alles nach Plan läuft. Nach den Beileidsworten des Pfarrers ist noch eine Abschiedsrede von mir beabsichtigt. Dazu kommt es aber nicht, weil der Pfarrer die Urne mit Musik aus der Kapelle bringen lässt und die Trauergemeinde folgt. Es gibt etwas ratlose Blicke zwischen Tanja und mir, aber der richtige Zeitpunkt ist vorbei. Also auch hier: loslassen!

Nach der Beisetzung treffen sich Familie, Freunde und „Team Irmtraud" im Café Mocca. Anekdoten werden ausgetauscht und an allen Tischen ist immer wieder ein fröhliches Lachen zu hören. Und auch hier sagt Tanja: „Das hätte meiner Mutter sicher gefallen!"

Und dann kommt für uns eine unerwartete Überraschung. Tanja teilt uns mit, dass ihre Mutter allen von unserem Begleitungsteam jeweils 1.000,– Euro hinterlassen hat. Keine von uns hat damit gerechnet. Wir sind sprachlos und gleichzeitig freuen wir uns! Ja, Irmtraud war gut in der Selbstfürsorge – aber sie hat auch an uns gedacht! Wie wunderbar!

Jede von uns wird jetzt wieder ihre eigenen Wege gehen. Aber es haben sich auch Freundschaften gebildet, die sicher Bestand haben werden.

Danke Irmtraud!

Gedenkfeier

Am 26.10.2024 findet in der Ökumenischen Kirche Maria Magdalena in Freiburg-Rieselfeld eine Gedenkfeier statt, die vom Palliativnetz Freiburg veranstaltet wird.

Rund acht Monate sind vergangen, seit wir Irmtraud auf ihrem letzten Weg begleitet haben. Heute sind einige vom „Team Irmtraud" noch einmal zusammengekommen, um an dieser Feier für die Verstorbenen der letzten 12 Monate teilzunehmen. Wir mussten uns für die Veranstaltung anmelden. So wusste das Palliativnetz, welche Hingeschiedenen noch einmal begleitet werden und wie viele Menschen an der Feier teilnehmen. Jeder bekam am Eingang ein Teelicht ausgehändigt.

Die ausgesprochen liebevoll gestaltete Gedenkfeier wurde einfühlsam von Sabine Wehrle an der Harfe begleitet. Verschiedene Sprecherinnen und Sprecher wechselten sich ab. Dabei erfuhren wir, dass das Palliativnetz Freiburg im Jahr über 700 Sterbende begleitet! Diese Auskunft hat mich berührt! Denn bei Irmtraud hatten wir alle das Gefühl, die einzigen zu sein, die begleitet werden ...

Und auch bei der jetzigen Feier, die ja so viele Menschen einschloss, fühlte man sich persönlich angesprochen. Vor uns allen wurde ein bunter Blumenstrauß zusammengestellt. Jede Blume hatte eine andere Farbe und jede Farbe bekam eine Bedeutung zugesprochen, ein kleiner Auszug:

Farben der Trauer

Meine Trauer ist rot
für die Unruhe in mir.

Meine Trauer ist blau
für die Einsamkeit, die Leere
und alle ungestillten Sehnsüchte.

Meine Trauer ist gelb
für alle Schätze, die mir dennoch zuteil werden,
für das Licht, das immer wieder für mich scheint
und für die Menschen, die die Sonne zu mir bringen.

Meine Trauer ist grün
für die Hoffnung, die Zuversicht
und das Wissen darum, dass es immer weiter geht.

Meine Trauer ist bunt wie ein Kaleidoskop
für alle Gefühle in mir,
die sein wollen und sein dürfen.
Ich lasse sie zu und halte sie aus,
gebe ihnen Raum zum Leben und zur Verwandlung.

Dazwischen erklang immer wieder Harfenmusik, bis schließlich die anwesenden Angehörigen der Verstorbenen, die namentlich erwähnt wurden, nach vorne kamen und ihr Teelicht entzündeten. Auf einem vorbereiteten Podest entstand so ein leuchtendes Lichtermeer.

Zum Abschluss wurde folgender Text verlesen. Und bei vielen Angehörigen flossen da noch einmal die Tränen. Auch in der Trauer ist Verbundenheit etwas Tröstliches:

Wir erinnern uns an dich

Beim Aufgang der Sonne
und bei ihrem Untergang
erinnern wir uns an dich.

Beim Wehen des Windes
und in der Kälte des Winters
erinnern wir uns an dich.

Beim Öffnen der Knospen
und in der Wärme des Sommers
erinnern wir uns an dich.

Beim Rauschen der Blätter
und in der Schönheit des Herbstes
erinnern wir uns an dich.

Zu Beginn des Jahres
und wenn es zu Ende geht
erinnern wir uns an dich.

Wenn wir müde sind
und Kraft brauchen
erinnern wir uns an dich.

Wenn wir verloren sind
und krank in unserem Herzen,
erinnern wir uns an dich.

Wenn wir Freude erleben,
die wir so gerne teilen würden,
erinnern wir uns an dich.

So lang wir leben,
wirst auch du leben,
denn du bist ein Teil von uns,
wenn wir uns an dich erinnern.

Nach „Tor des Gebetes", reformiertes jüdisches Gebetsbuch

Das zusammengetragene Wissen im Überblick

Palliativversorgung

Leid lindern, Lebensqualität erhalten. Übertherapie am Lebensende vermeiden. Unterstützung und Begleitung der Patienten sowie deren Angehörige und Freunde. So könnte man die Arbeit der Palliativmedizin auf einen Punkt bringen.

In diesem Buch hast du die SAPV, die Spezialisierte Ambulante Palliativversorgung, kennengelernt. Der (Haus-)Arzt muss dafür ein Rezept ausstellen, das eine Gültigkeitsdauer von sechs Wochen hat. Bei dem Patienten liegt eine unheilbare Krankheit vor und es ist absehbar, dass der Patient stirbt.

Daneben gibt es noch die AAPV, die Allgemeine Ambulante Palliativversorgung. Das ist die Vorstufe zur SAPV. Der schwerkranke Mensch hat noch eine längere Lebensdauer vor sich, benötigt aber bereits die palliative Unterstützung.

Aber nicht jedem Menschen ist es vergönnt, so ein Umfeld wie Irmtraud zu haben. Was also bleibt todgeweihten Menschen, die nicht zu Hause sterben können und sich keiner weiteren Therapie in einem Krankenhaus unterstellen wollen?

Sie können dafür sorgen, einen Platz in einem stationären Hospiz zu bekommen. Wenn sie bereits in einem

Pflege- oder Altenheim leben, können sie auch dort Palliativpflege beantragen.

Oder sie können sich für eine Aufnahme in einer Palliativstation entscheiden. Der Patient benötigt von einem Arzt die Einweisung in ein Krankenhaus. Der Erkrankte muss wissen, dass es um eine lindernde Behandlung geht, bei der eine Heilung nicht mehr möglich ist.

Die Aufnahme ist für Patienten möglich, die
- an einer fortgeschrittenen, unheilbaren Erkrankung leiden
- deren Symptome so heftig sind, dass sie ambulant nicht mehr behandelt werden können
- die psychische oder auch spirituelle Unterstützung benötigen
- deren An- und Zugehörige zuhause mit der Situation überfordert sind
(Sana Medizinwelten. Palliativmedizin)

Wichtig zu wissen: Die Kosten für die Palliativpflege in Krankenhäusern werden von den Krankenkassen zu 100 Prozent übernommen. Bei einem Aufenthalt in einem Pflege- oder Altenheim zahlt die Krankenkasse zwar ebenfalls die Palliativversorgung, für Unterkunft und Verpflegung muss der Betroffene jedoch selbst aufkommen.

Nachdem 1983 die bundesweit erste palliativmedizinische Station an der Uniklinik Köln errichtet wurde, gibt es mittlerweile hunderte Palliativstationen und stationäre Hospize in Deutschland. Leider ist dieses Wissen immer noch nicht in der Mitte unserer Gesellschaft angekommen.

Weiterführende Informationen im Internet bietet der „Wegweiser der Deutschen Gesellschaft für Palliativmedizin". Hier findest du aktuelle Adressen und über 3.200 (!) bundesweite palliative Angebote sowohl für Erwachsene als auch für Kinder.

Sinnvolle Handlungen im Vorfeld

Stelle dir die fünf „W"-Fragen:

- Was ist mir wichtig am Lebensende?
- Wer soll für mich entscheiden?
- Wo würde ich gerne sterben?
- Wie würde ich gerne sterben?
- Wann hat das Leben für mich noch einen Sinn?

Sprich mit deinen Angehörigen und Freunden

- Kläre ab, wer dich begleitet
- Bespreche deine Wünsche mit dem Arzt deines Vertrauens
- Möchtest du noch einmal an deinen Lieblingsort gebracht werden? Der Wünschewagen vom Arbeiter-Samariter-Bund bringt dich dort hin! (www.wuenschewagen.de)
- Wenn du noch keinen Pflegegrad hast: Besteht die Möglichkeit, ihn zu beantragen? Das geht auch online oder du nimmst Kontakt zu deiner Krankenkasse auf. Damit können viele Kosten abgedeckt werden.
- Wenn dein Ende absehbar ist, Rezept über SAPV vom Arzt ausstellen lassen
- Ist ein Pflegebett notwendig? Wenn ja, Rezept vom Arzt ausstellen lassen

- Rollstuhl besorgen (wenn du zu schwach wirst, um gefahrlos zu laufen)
- Hast du eine Vorsorgevollmacht? Wenn nicht, ist es jetzt aller-allerhöchste Zeit, sie aufzustellen!

Was wünschst du dir persönlich?

Das ist sicher so individuell wie dein Leben! Deshalb ist es gut, sich auch hier Gedanken zu machen, wie beispielsweise:

- Von wem möchte ich am liebsten umsorgt werden?
- Mag ich körperlich berührt werden? Wenn ja, wie?
- Gibt es jemanden, den ich sehr gerne noch sehen würde?
- Habe ich gegen Ende noch ein offenes Haus für Freunde oder lieber Ruhe?
- Gibt es Texte, Gedichte oder Musik, die ich gerne hören möchte?
- Soll jemand mit mir beten oder meditieren?
- Wünsche ich den Einsatz von Homöopathie, Bachblüten, Spagyrik oder Aurasprays?
- Was ist passender: Todesanzeige oder persönliche Benachrichtigungen?
- Ist es für mich beruhigend zu wissen, dass Totenwache gehalten wird?
- Möchte ich zu Hause aufgebahrt werden, wenn ja, wie lange?
- Wie möchte ich nach meinem Tod eingekleidet werden?
- Soll eine Erd- oder Urnenbestattung erfolgen?

- Habe ich Wünsche zur Gestaltung meiner Trauer-feier?

Praktische Dinge

Vorweg: Ganz vieles wird dir das Palliativteam zur Verfügung stellen oder dir ein Rezept dafür aushändigen! Vom Abführmittel über Mundpflegeartikel bis hin zu sämtlichen notwendigen Medikamenten und Spritzen.

Was wir begleitend eingesetzt haben, liste ich dir gerne auf:

- Eiswürfelform aus Silikon (wir haben Herzformen benutzt)
- Zehn (Seiden-)Tücher, ca. 20 x 20 cm und Schnur oder Wollfäden, um die Eiswürfel darin einzubinden, so dass sie wie ein Lutscher benutzt werden können.
- Getränke zum Einfrieren. Offener Milde-Minze-Tee aus dem Bioladen war Irmtrauds absoluter Favorit. Aber sie verlangte auch Kaffee oder Grapefruitsaft als „Eislutscher". Alles darf sein! Nur in den ersten 4 Tagen beim Sterbefasten muss unbedingt auf (Frucht-)Zucker verzichtet werden.
- Als „Herztröster" Aurum/Lavandula comp. Salbe von Weleda. Wird auf ein Stoffläppchen verteilt und auf das Herz gelegt. Oder die Herzgegend direkt damit einreiben.

- Statt Wärmeflasche Kirschkern- oder Körnerkissen. Die werden bei maximal 50 Grad im Backofen erhitzt und geben eine angenehme Wärme.
- Ein Luftbefeuchter (Diffusor) mit diversen ätherischen Ölen: Lavendel beruhigt, Muskatellersalbei wirkt entspannend, Pfefferminze und Eukalyptus sorgen für eine bessere Atmung, Limone und wilde Orange fördern die Speichelbildung und Mandarine wirkt stimmungsaufhellend.
- Um die Lippen geschmeidig zu halten, ist ein Propolis Lippenstift sehr zu empfehlen.
- Zur Mundbefeuchtung haben wir eine Mischung aus Butter (1/3) und einem ganz speziellen Honig, Manuka-Honig (2/3), hergestellt.
- Eine unglaubliche Erleichterung war für uns eine Funkklingel von Tecknet. Von den vielen verschiedenen Melodien und Tiergeräuschen haben wir uns für den „Kuckuck" entschieden. Damit konnte uns Irmtraud „anfunken", wenn sie Hilfe brauchte.

Bachblüten

Bachblüten sind 37 Essenzen plus einem Quellwasser, die nach Dr. Edward Bach entweder einzeln oder als Mischung verabreicht werden. Die richtig ausgewählten Essenzen sollen krankmachende Seelenzustände heilen und den aus dem Gleichgewicht geratenen Menschen wieder in Balance bringen.
Am bekanntesten sind sicher die Rescue-Tropfen, die aus 5 Essenzen (Rock Rose, Clematis, Impatiens, Cherry Plum und Star of Bethlehem) bestehen und die in jeder Apotheke und in vielen Drogeriemärkten zu kaufen sind. Diese Mischung eignet sich besonders zur Behandlung von akuten seelischen Notfall- oder Stress-Situationen. Und diese können bei einem Sterbeprozess durchaus auftreten. Auch für die begleitenden Personen!

Für Irmtraud hatte die Heilpraktikerin und Homöopathin folgende Mischung als Begleitung für den Übergang zusammengestellt:

Cherry plum	— gegen Ängste: → helfen dabei, loszulassen
Chiccory	— Forderungen stellen – festhalten: → helfen, in die Selbstlosigkeit zu finden
Holly	— gegen Unzufriedenheit: → helfen, die innere Harmonie zu finden
Rock Rose	— gegen Ängste, Panik: → helfen dabei, in die Gelassenheit zu kommen
Walnut	— Übergang: → unterstützen darin, einen „Neu- beginn" anzunehmen

Von dieser Bachblütenmischung haben wir 15 Tropfen in eine Sprühflasche mit Wasser (100 ml) gegeben.
Mehrmals täglich nahm Irmtraud davon einige Sprüh-
stöße. Gegen Ende verlangte sie nur noch „Bach". Dann
wurde ihr der Mund damit befeuchtet.

Homöopathie

Die Homöopathie geht davon aus, dass Substanzen, die bei einem gesunden Menschen bestimmte Symptome auslösen, ähnliche Beschwerden bei Kranken lindern. Homöopathische Mittel werden oft in Zuckerkügelchen, den Globuli, verabreicht und enthalten stark verdünnte Ausgangsstoffe.

Eine aktuelle Umfrage von pharma-insight zeigt, dass knapp 40 Prozent der Deutschen an die Wirksamkeit von Homöopathie glauben. Zum Bedauern dieser Menschen fordert der Gesundheitsminister Karl Lauterbach im Jahr 2024 die Homöopathie als Kassenleistung zu streichen.

Irmtraud erhielt
Arsenicum Album C 200 – bei Schwäche, Unruhe
                        und Angst
Aconitum C 200   – bei Schlafstörungen
                        und Stress

Spagyrik

Die Spagyrik ist eine alte europäische Heilmethode, die auf Paracelsus, den großen Arzt und Alchemisten des Mittelalters, zurückgeht. Sie versteht sich heute als eine ganzheitliche Therapie für Körper, Geist und Seele. Im Zentrum steht die Beeinflussung der „Lebenskraft", die alle Teile im Körper zu einem organischen Ganzen zusammenfügt, den Organismus belebt und beseelt, auf Störungen jedoch auch immer ganzheitlich reagiert.

Die Firma Phylak Sachsen GmbH hat neun verschiedene Spagyrische Aurasprays in ihrem Sortiment. Jeweils mit einem Heilstein im Herzen der Flasche, der die feinstoffliche Wirkung verstärkt.

Bergkristall	Reinigung und Licht
Amethyst	Schutz und Stärke
Citrin	Freude und Energie
Mondstein	Liebe und Fürsorge
Bernstein	Ruhe und Balance
Karneol	Zukunft und Wandel
Opal	Leichtigkeit und Vertrauen
Larimar	Glück und Erfolg
Aquamarin	Heilung und Seelenfrieden

Ich habe die Aurasprays nicht nur bei Irmtraud (auch in der Todesnacht), sondern auch immer wieder bei mir selbst angewendet.

Natürlicher Tod – was dir ohne Vorsorge passieren kann

In seinem Buch „Patient ohne Verfügung – Das Geschäft mit dem Lebensende" beschreibt der Arzt Matthias Thöns sehr eindrücklich, was ohne Vorsorge passieren kann. Ich empfehle dir sehr, es zu lesen, falls du diesbezüglich noch nichts unternommen hast.

Wie stirbt ein Mensch auf natürliche Weise, wenn er alt ist?

Er hat keinen Hunger mehr und trinkt auch kaum noch. Man leidet darunter nicht!
Wenn nicht mehr genug getrunken wird, kommt es zu Nierenversagen. Dabei schüttet der Körper Endorphine aus, das sind Glückshormone. Der Patient wird schläfrig. – Du erinnerst dich, dass Irmtraud zum Schluss die Morphiumspritzen verweigert hat. Sie hat deutlich signalisiert, dass sie keine Schmerzen empfindet. – Das Herz wird nicht mehr so gut durchblutet, ebenso die Lunge. Die Sauerstoffaufnahme klappt nicht mehr richtig. Der Sauerstoffmangel (Hypoxie) führt ebenfalls zu Glücksgefühlen.

Was macht die Medizin bei einem Todkranken?

Die erste Maßnahme bei einem Patienten, der nicht mehr isst und trinkt, ist die künstliche Ernährung, d. h. unser natürliches System wird unterlaufen. Eine Sonde verläuft entweder durch die Nase in den Magen oder wird operativ durch die Bauchdecke in den Magen gelegt.

Als Zweites gibt es dann eine Infusion. Hierzu ist ein dauerhaft liegender venöser Zugang (Venenkatheter) nötig, der sich sowohl an Armen oder Beinen als auch am Hals befinden kann. Damit arbeiten die Nieren weiter und es können keine Glückshormone ausgeschüttet werden.

Und dann kommt als Drittes und Letztes auch noch eine Sauerstoffsonde in die Nase. Das, was die Natur so wunderbar eingerichtet hat, um uns relativ leidlos sterben zu lassen, wird also komplett außer Kraft gesetzt! Es gibt heute kaum noch Menschen, die medizinfrei sterben.

Natürlicher Rückzug der Elemente beim Sterbeprozess ohne Intervention:

Die Elemente Erde, Wasser, Feuer und Luft ziehen sich zurück. Die Erde steht für das Knochengerüst und die Zähne (so sterben sehr viele Menschen mit Prothetik). Das Wasser steht für die Flüssigkeiten im Körper. Blut, Urin, Speichel und die Lymphe (die Haut wird faltig). Feuer steht für die Hitze des Körpers, der für die Verbrennungsvorgänge sorgt, also für die Verdauung. Und die Atmung gehört zum Luftelement. Sie schenkt dir das Leben. Mit deinem ersten Atemzug hat dein Leben begonnen. Mit deiner letzten Ausatmung beendest du den Kreislauf deines irdischen Daseins.

„Aufgabe der Medizin ist es, menschliches Leiden zu heilen oder zumindest zu lindern. Dieses Ziel wird ausgerechnet in der schwierigsten Phase unseres Lebens durch den Einsatz teurer Hightech Therapien oft komplett ins Gegenteil verkehrt. Statt Menschen am Lebensende so viel Lebensqualität wie möglich zu schenken, quält die Medizin sie teilweise sogar gegen ihren Willen mit sündhaft teuren, oft überflüssigen und äußerst belastenden Therapien.

Der Fehler steckt dabei in unserem Gesundheitssystem, das Fehlanreize schafft, um Apparatemedizin anzuwenden, immer neue Chemotherapien einzusetzen und große Eingriffe durchzuführen. Es liegt in der Logik des Systems, wenn Ärzte und die unter hohem Kostendruck arbeitenden Kliniken und Pflegedienste diese Rahmenbedingungen gezielt ausschöpfen. Übertherapie wird hierzulande honoriert und Leidensminderung bestraft – zumindest finanziell. Unser Gesundheitssystem ist krank."

(Aus „Patient ohne Verfügung", Matthias Thöns)

Wusstest du, dass fast die Hälfte aller Gesamtausgaben für die „Gesundheit" im letzten Lebensjahr anfallen?

Solltest du krank sein, stelle deinem Arzt unbedingt die Frage, ob die vorgeschlagene Therapie zur Heilung führt. Sollte die Therapie nur – oft unter großer Pein – dein Leben verlängern, dann frage dich, ob du das willst oder ob du deine letzte Lebensphase nicht lieber genießen möchtest. Räume aber auch auf: Gibt es noch etwas zu verzeihen? Konnte ich meine Liebe zeigen und mein Gegenüber respektvoll behandeln? Wenn nicht, jetzt hast du noch die Gelegenheit dazu!

Und stelle dir die wichtige Frage: Für was alles in meinem Leben kann ich dankbar sein? Du wirst vieles finden! Und egal, ob du an ein Jenseits glaubst oder nicht: Wenn du mit dir im Frieden bist, wird dir das mit Sicherheit den Übergang erleichtern!

Außerdem hast du jetzt die wunderbare Begleitung kennengelernt, die das Palliativnetz bietet!

Nicht dem Leben mehr Jahre geben,
sondern den Jahren mehr Leben!

Am Anfang des Buches habe ich dir die Leiden meiner Mutter geschildert, die am Ende ihres Lebens genau dieser Apparatemedizin ausgeliefert war. Damit dir und deinen Liebsten so etwas nicht passiert, habe ich dieses Buch geschrieben.

Ich wünsche dir alles Liebe! Pass gut auf dich auf!

Nachwort

Wie du beim Lesen des Buches sicher festgestellt hast, war Irmtraud eine anspruchsvolle Frau, die für sich ein großes Begleitungsteam eingesetzt hat.

Das wäre vielleicht nicht notwendig gewesen, wenn auch nur eine von uns darüber Bescheid gewusst hätte, dass es diese wunderbare Palliativversorgung gibt, mit so vielen Hausbesuchen von einfühlsamen Ärzten. Und einer Erreichbarkeit rund um die Uhr!

Deshalb möchte ich dich an dieser Stelle beruhigen: Solltest du oder einer deiner Angehörigen für sich entscheiden, den Weg des Sterbefastens zu Hause einzuschlagen, reichen – mit Palliativversorgung – einige wenige Menschen zur Begleitung aus. Erst in dem Moment, in dem der Fastende das Bett vor Schwäche nicht mehr verlassen kann, sollte rund um die Uhr jemand in der Nähe sein.

Sterbefasten bedeutet freiwilliger Verzicht auf Nahrung und Flüssigkeit. Auf die Nahrung zu verzichten ist nach einer Reduktionswoche und einem Abführmittel relativ einfach. Falls du schon einmal eine Heilfastenkur gemacht hast, wirst du das bestätigen. In den ersten drei Tagen können vorübergehend Kopfschmerzen und Kreislaufprobleme auftreten. Dann hat sich der Körper an die Umstellung gewöhnt und man hat wirklich keinen Hunger!

Anders sieht es sicher mit dem Durstgefühl aus. Da würde ich unbedingt empfehlen, eingefrorene Eiswürfel, die wie beschrieben in ein Tüchlein eingebunden werden, so oft wie notwendig zu lutschen. Ich empfehle auch Lieblingsgetränke einzufrieren! Auch ein Stückchen Ananas, Zitrone, Orange oder was der Sterbende gerne hätte, kann in so ein Säckchen zum Lutschen eingebunden werden. Es ist außerordentlich hilfreich in den Mund immer wieder einmal einen Sprühstoß Wasser (bei Bedarf versetzt mit Bachblüten) zu geben, ebenso die Mundhöhle mit Fett (z. Bsp. Butter-Honigmischung) einzureiben.

Mit diesen „großzügigen Maßnahmen" kann das Sterbefasten, das kein Suizid ist, vielleicht zwei oder drei Tage länger dauern. Aber das sollte nach einem Jahrzehnte dauernden Leben wirklich keine Rolle spielen! Der Sterbende sollte sich eingehüllt fühlen in einen Mantel der Geborgenheit und so leidlos wie möglich aus diesem Leben scheiden dürfen! Wenn für ihn der richtige Zeitpunkt gekommen ist! Wenn nicht – und davon bin ich wirklich überzeugt – wird das Sterbefasten abgebrochen! Das ist kein Versagen, sondern mit Sicherheit für diesen Menschen genau die richtige Entscheidung!

Und so gehe ich ganz bewusst und beruhigt in meine letzte Lebensphase. Dabei kann ich dir versichern: Ich lebe unglaublich gerne! Gleichzeitig weiß ich um meine Endlichkeit und nehme sie an. Einen assistierten Suizid schließe ich für mich aus, obwohl in einem Urteil des Bundesverfassungsgerichts vom 26.2.2020 (Az. 2 BvR 2347/15) ein Recht darauf besteht. Seit ich von der Möglichkeit des Sterbefastens erfahren habe, ist bei mir keine Angst mehr vor einem unwürdigen, schmerzvollen, fremdbestimmten Lebensende vorhanden. Und ich weiß bereits heute, dass meine Familie und meine

Freundinnen bereit sind, mich in meinem Sinne am Ende zu begleiten.

Dafür bin ich unendlich dankbar!

Danke

... an alle, die mich dazu ermuntert haben, dieses Buch in die Welt zu bringen! Ich habe so viel Unterstützung erfahren dürfen! Da möchte ich vor allem meinem Mann Johannes und meine Kinder und Enkelkinder erwähnen, die Verständnis für meinen Rückzug hatten. Meine Freundin Uschi, in deren Ferienwohnung ich in Ruhe schreiben konnte und die mich täglich mit ihren wunderbaren Mittagessen verwöhnt hat.

Günther Wassmer-Schmager und Oliver Damm, die einfach da waren, wenn meine ungenügenden PC-Kenntnisse oder das Verschwinden meiner Texte mich zur Verzweiflung brachten. Rüdiger Burghardt, der mir mit Rat und Tat und vielen guten Ideen zur Seite stand. Wendelin Ackermann, der nach einem Essen im Freundeskreis aus Spaß die KI fütterte und das Titelfoto generierte. Maria Eggebrecht, die zur wertvollen Lebensbegleiterin wurde und als Graphikerin die Gestaltung des Bucheinbandes übernommen hat. Und nochmals meinem Mann Johannes, der als Lebensbegleiter und Lektor an meiner Seite stand. *Leif Nilsson, der meinen Text in Form gebracht und mir geholfen hat, das Buch in die Welt zu bringen.*

Ja, liebe Irmtraud, dir schicke ich ein großes Danke „nach oben"! Du bist uns vorausgegangen und hast uns gezeigt, dass „Sterbefasten" ein würdevoller und ganz natürlicher Weg am Ende des Lebens sein kann.

Und – last not least – möchte ich dem gesamten „Team Irmtraud" Danke sagen. Es war ein wertvolles Geschenk, mit so wunderbaren Menschen zusammenzuarbeiten und zu wissen, dass einige von euch bereit sind, weitere Sterbebegleitungen mit mir gemeinsam zu übernehmen!

Und da ich überzeugt davon bin, dass es zwischen Himmel und Erde mehr gibt, als wir mit unseren physischen Augen wahrnehmen können, aus tiefstem Herzen ein Danke an unsere „Helfer im Licht"! Ich habe mich geführt, behütet und beschützt gefühlt. DANKE!

Biografie

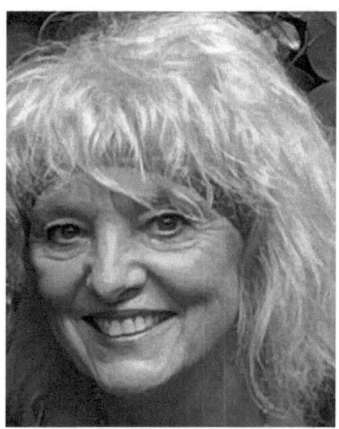

Karin Minuth

Die Künstlerin, Puppenspielerin und Mutter von vier erwachsenen Kindern ist verheiratet und lebt in Wildtal, einem wunderschönen Vorort von Freiburg.

Nachdem sie zunächst im medizinischen Bereich tätig ist, gründet sie 1987 gemeinsam mit ihrem Mann Johannes die Freiburger Puppenbühne.

Während ihrer langjährigen Tätigkeit als Puppenspielerin absolviert sie eine Ausbildung zur Yogalehrerin und zur Puppenspieltherapeutin und ist zusätzlich als Autorin tätig. Sieben Jahre lang besucht sie die Freiburger Akademie für Ethik und Bewusstsein.

Seit 2023 begleitet sie ehrenamtlich Menschen, die sich im Sterbeprozess befinden, und ist engagiertes Mitglied der ambulanten Hospizgruppe Denzlingen.

Im Jahr 2025 beginnt sie mit Lesungen und Vorträgen zum Thema „Friedvoll Leben und Sterben".